암, 투병하면 죽고 치병하면 산다

암, 투병하면 죽고 치병하면 산다

신갈렙 지음

전나무숲

추천사

저자는 기적의 사람이다. 그에게 암이 발병한 것은 절망과 염려가 가득할 수밖에 없는 상황이다. 하지만 오히려 그는 이 질병을 친구로 삼고 때론 거느리며, 믿음의 사람에게 병이란 어떤 의미인지를 삶 전체로 설명하고 있다. 이 책이 암을 비롯한 질병에 대해 어떤 태도를 지녀야 할지, 질병 후의 삶을 어떻게 영위해야 할지를 가르쳐주는 교본이 되어 많은 사람들에게 큰 유익을 줄 것으로 믿는다.

홍정길 _ 남북나눔운동 회장, 남서울은혜교회 원로목사, 밀알복지재단 이사장

감동이다. 환자는 물론 의사도 정독해야 할 책이다. 무엇보다 나에게 큰 도움이 되었으며, 아울러 큰 격려가 되었다. 그동안 전인치유에 대해 강의했던 내용이 상당 부분 저자를 통해 사실임이 입증되었기 때문이다.

사실 우리 모두는 암환자다. 하루에도 수십 개의 암세포가 내 몸에서 생성되기 때문이다. 암은 오직 '앎'으로 물리칠 수 있다. 저자는 암과의 오랜 동거를 통해 암을 잘 알고 있을 뿐만 아니라, 자신의 내면과 영의 세계를 알아야 암을 치료할 수 있음을 깨우쳐준다. 이 책을 다 읽고 여러분은 분명 이렇게 외칠 것이다. "암, 알고 말고…."

박상은 _ 샘병원 의료원장, 대한기독병원협회장

저자의 암에 대한 새로운 정의와 시각은 '암이란 나에게 어떤 존재인가?'라는 질문을 스스로 던지게 하면서 무기력해 있던 환자들에게 희망으로 다가온다. 이 책은 암 치료에 대한 현대서양의학의 패러다임적 오류를 지적하고 암을 하나님의 말씀으로 해석하고 치유하는 방법을 제시하는 이론서요, 행동 매뉴얼이다. 저자의 체험적 처방은 내가 매일 겪어야 하는 두려운 경험과 혼란스런 정보 속에서 의사결정을 현명하고 명쾌하게 하도록 도와준다. 그 덕분에 나는 무능력한

수동적 치료 대상자에서 벗어나 치료의 주체가 되는 자유를 얻게 되었다. 이 책을 통해 모든 암환우들의 육신적 치료는 물론, 암이 축복의 통로임을 깨닫는 기회가 되길 소망한다.

김흥규 _ 한국외대 언론정보학부 교수(폐암 4기 환자로 2010년에 저자가 주관한 암 세미나에 참석하여 암을 잘 극복하고 있으며, 다른 암환자들을 돕는 일을 활발히 하고 있다.)

지금까지 병원 치료에서 비껴난 암환자들에게 희망을 주기 위해 수많은 암연구가, 암 관련 체제를 접해보았다. 그들의 공통분모 중 하나가 '암을 바라보는 시각의 전환'이라고 생각한다. 어느 면에서 암이란 병은 인생을 돌아보는 최고의 기회가 될 수 있다. 암을 치료하는 나의 말 한 마디보다 치유의 증인으로 우뚝 선 저자의 고백이 더 사실적이며, 암으로 고통받는 환자와 보호자들에게 힘과 용기를 북돋울 것으로 확신한다.

김태식 _ 하나통합의원장, 암퇴치운동본부 공동대표

저자와의 만남은 지난 10년간 암환자들을 접하면서 고민하던 '전인치유'라는 주제에 대한 하나님의 귀한 선물이었다. 나는 샘통합암병원의 개척자 중 한 사람으로서, 저자의 치유 과정을 확인할 수 있는 특권을 누렸다. 독자분들 역시 이 책을 통해서 다양한 암환자들에게 공통으로 적용될 수 있는 '암을 다스리며 활기찬 삶을 살 수 있는 암 치유의 진리'를 만나게 될 것이다. 앞으로 암을 치료함에 있어서 관계성의 원리와 면역 시스템의 중요성이 더 깊이 활용되는 날이 올 것을 고대한다.

이대희 _ 암 전문의, 샘통합암병원 대표이사

이야기를 시작하며

암 극복의 역량을 키워줄
종합적 안내서

2006년 어느 날, 내 의지와는 상관없이 갑자기 암환자가 되었다. 암에 걸릴지도 모른다는 생각에 미리 암에 대해 공부하고 암환자가 되는 사람은 거의 없을 것이다. 나 역시 경험이나 지식이 없는 상태에서 암환자가 되고 나니 무엇을 어떻게 해야 할지 몰랐다. 그래서 암 전문가라고 할 수 있는 의사에게 전적으로 의지해 수술을 하고 방사선 치료를 받는 등 착실한 환자의 본분을 다했다.

그런데 방사선 치료를 모두 마치고 받은 검사에서 폐로 암이 전이되었다는 말을 들었고, 1년쯤 후에는 "다 나았으니 암 졸업 기념사진을 찍자"는 의사의 제안에 PET-CT(양전자 단층촬영)를 찍었더니 암종양이 온몸에 퍼져 있다며 말기암 선고가 내려졌다. 청천벽력과 같은 일이었다. 의사만 믿고 따르면 거뜬히 암을 극복할 수 있을 줄 알았는데 결과는 정반대였다. 그 후로 한동안은 누구를 의지하고 어떻게 암을 극복해야 할지 갈피를 잡지 못해 허둥지둥 시간을 보냈다.

생각해보니 그때의 나는 시간과 비용을 낭비한 암환자였다. 암 선고를 받고 병원에만 의지한 날들과 암이 재발한 것을 확인한 뒤에 헤맨 시간이 어찌나 아깝고 아쉬운지 모른다. 내가 암에 걸렸다는 소식을 듣고 먼 길을 달려와서 위로해준 분들, 암을 극복하는 데 도움이 되는 음식과 약 정보를 아낌없이 주신 분들이 참 많았으며, 전 회사에서는 요양하라며 회사의 콘도를 내주기도 했는데 정작 나는 그분들의 정성을 절반도 갚지 못했다는 자책도 했다.

분명 처음부터 뭔가 잘못되었다는 생각이 들었다. 암 선고를 받고 조급한 마음으로 병원에 의지하기 전에 내 몸속의 암이 어떤 성향이고, 병원의 암 치료법이 어떤 효과와 부작용을 나타낼 수 있는지를 알아야 했다. 내 몸을 살리면서 암을 극복하려면 무엇을 어떻게 해야 하는지를 스스로 깨우쳤어야 했다. 그랬다면 암 극복을 위한 전체적인 그림(로드맵)을 그리고 그 안에서 평화롭게 암을 극복해나갈 수 있었을 것이다. 또한 '암종양의 온몸 전이'라는 청천벽력 같은 선고도 받지 않았을 것이다. 그저 암 극복만을 생각하는 무의미한 시간을 보내지도 않았을 것이다.

이후로 나는 심기일전하여 암 극복의 의지를 새롭게 다졌다. 강원도 산골 마을에 있는 한옥을 수리해 만든 요양의 집 '아둘람'에서 지내면서 스스로 암에 관한 정보를 수집하고, 그 정보들을 토대로 어떤 방법이 암을 극복하는 데 도움이 되는지를 공부했다. 또한 암이 내게 온 이유와 암을 통해 이룰 수 있는 목적을 고민했다. 암은 분명 시련이지만, 시련에는 이유가 있다는 생각을 했다. 그리고 암을 극복하는 진정한 힘은 치료법에 있는 것이 아니라 내면에 있다는 진리도 깨우쳤다. 그렇게 잘못된 시각을 바로잡으면서 암환자로서 누릴 수 있는 행복추구권을 기반으로 암 극복을 위한 총체적 로드맵을 그려나갔다.

지금 나는 암의 치료를 병원에만 맡기지 않는다. 암의 진행 상황을 알아보고자 가끔 검진은 받지만, 암의 성질을 고려해서 찾은 치료법들로 내 암을 스스로 다스리고 있다. 또한 암을 겪으며 받은 은혜를 또다른 암환자들에게 돌려주며 살고 있다.

처음 암 진단을 받은 지 7년째이고, 스스로 암을 다스리기 시작한 지 벌써 5년이다. 어떤 분들은 병원을 멀리하는 나의 태도에 "그래도 되느냐?", "그러다 더 큰일이 생기면 어쩌느냐?" 하고 묻지만 지금 나는 암환자임에도 불구하고 무병한 사람들처럼 활기차게 생활하고 의미 있는 행복을 만끽하며 살고 있다. 아둘람을 찾아주시는 암환우들과 암 세미나를 진행하면서 외롭지 않게 암을 극복하고 있고, 방송과 강의를 통해 행복하게 암을 극복하는 방법을 나누고 있다. 그리고 '암환자의 친구들'이라는 사회적 기업을 설립해 더불어 함께 암을 극복하는 대안을 탐색하고, 암 극복을 도울 수 있는 공동체를 다져가고 있다. '암환자의 친구들'은 암환자들이 공장형 시스템의 병원이 아닌 가정과 같은 사랑의 품, 자연이라는 아름답고 풍요로우며 면역력을 강화시켜주는 품 안에서 암을 치유하는 대안을 마련해가고 있다.

이 책은 나의 행복한 암 동행의 비결을 많은 암환우들과 나누기 위해 썼다. 암 그리고 암환우들과 함께 생활하면서 느낀 것은 암을 극복하려면 많은 요소들을 고려해야 한다는 사실이었다. 사람마다 처한 환경과 기질, 습관이 다르니 암이 발생한 이유와 부위가 다를 수밖에 없고, 그렇기에 암을 극복하기 위해 선택할 수 있는 방법도 달라야만 한다. 그런데 병원의 치료법은 그렇지 못한 면이 있다. 그렇다면 자신에게 맞는 암 치료법은 무엇이며, 어떻게 찾아야 할까? 그런 것을 체계적이고 종합적으로 알려주며, 무엇보다 올바른 세계관에 입각해서 암을 이해하고, 극복하는 과정에서 행복과 희망을 느낄 수 있도록 도움을 주는 안내서가 있으면 좋겠다는 생각이 절실했다. 여기에 암에 관한 객관적 사실은 물론 암환자로 지내면서 느끼는 암의 가치와 의미를 다룬다면 암환자들에게 많은 도움이 될 것이라는 생각도 들었다. 여러 가지 생각 끝에 암과 동행하면서 아쉽게 생각했던 부분과, 그동안 암 세미나를 인도하며 정리한 내용들을 중심으로 이 책을 엮게 되었다.

사실 암은 참 곤란한 병이다. 육체적 고통이 심해서, 빨리 낫든지 아니면 빨리 세상을 떠서 고통의 시간이라도 줄일 수 있으면 좋으련만 마음대로 되지 않는다. 마음의 고통도 심하다. 병원에서 의사를 만나는 잠깐의 시간을 제외하고는 회복 여부와 죽음에 대한 불안감이 도사리고 있고, '주변 사람들을 힘들게 하면서까지 암에서 나아야 하나?' 라는 자괴감과 치료의 무의미함, 누구도 내 고통을 모를 거라는 외로움에 시달린다. 그렇게 하루 24시간, 1년 365일, 수년간을 지내다 보면 절망과 희망이 교차하고, 암 극복의 의미와 의지는 점점 희박해진다. 그뿐인가! 그런 환자의 모습을 지켜보는 가족들 역시 서서히 지쳐가고 삶의 질은 곤두박질친다.

이러한 고통은 겪어보지 않고는 모른다. 나도 그랬지만 요즘 내가 만나는 암환우들 역시 같은 고통 속에서 살고 있으며, 아직 만나보지 못한 많은 암환자들과 그 가족들 또한 큰 고통과 시름에 잠겨 있음을 알고 있다.

이 책은 그런 분들이 읽으면 좋겠다. 그래서 지루하고도 고통스러운 암 극복 과정에서 벗어나 진정 내 몸을 위하고 행복을 느끼고 새로운 삶의 희망을 가지면서 암을 극복할 수 있기를 소망한다.

당부드리고 싶은 점은, 이 책을 암 극복을 위한 효과적인 방법을 소개하는 책으로만 이해하지 않으면 좋겠다는 것이다. 그런 내용을 소개하는 책은 이미 많고 서점에서 쉽게 구할 수 있다. 또한 내용이 서로 상충되기도 해 어떤 것이 진짜 도움이 되는 방법인지 구분하기가 어렵다. 암을 잘 치료한다는 의료인이 쓴 책, 전문 의료인이면서 암을 극복한 분들이 쓴 책도 더러 있지만 그런 책들은 인생에서 암이 어떤 의미인지, 어떤 로드맵으로 암을 극복해갈지를 종합적으로 알려주지 못하는 면이 있어 아쉬웠다.

내 직업이 선교사이다 보니 '인생에서 암이 가져다주는 의미'를 풀어 쓴 면이 있다. 아마 어떤 분들은 이 책을 읽으면서 '이 책이 암에 대한 신앙적 에세이인가, 암을 체계적으로 극복해온 사실을 기술한 책인가?' 하는 의구심이 들지 모르겠다. 그런 생각이 들 때는 "암에 걸렸다는 현실을 올바르게 인식하고 극복하기 위해서는 '객관적 사실'과 '가치와 의미'를 종합적으로 파악해야 한다"는 마음가짐으로 이 책을 바라보면 좋겠다. 그렇게 할 때 비로소 자신의 암 극복에 도움이 되는 결정을 내릴 수 있고, 암으로부터 자유롭고 평안해져서 면역력이 높아지고, 더불어 암을 극복하는 데 필요한 역량도 커질 것이라고 생각한다.

이 책이 나오도록 원고를 신앙적 차원에서 검토해주시고 조언해주신 방선기 목사님, 김규욱 박사님께 감사드리고, 의학적 측면에서 검토해주신 내가 사랑하는 의사 김순관 박사님와 안양샘병원의 이대희 대표님, 암을 극복할 수 있도록 물심양면으로 도움을 준 이랜드그룹 박성수 회장님께도 감사드린다. 또 책으로 나올 수 있도록 격려해주고 길을 안내해준 이랜드 편집장 채성태 부장님과 안양샘병원의 김태현 박사님께도 감사드린다.

그동안 늘 기도와 사랑으로 함께해주셔서 죽지 않고 살아서 여호와의 영광을 선포할 수 있도록 섬겨주신 교회들과 성도님들께 감사드린다. 또 암 극복을 위해 노력하는 과정에 좋은 치료 방법과 치료 행위로 도움을 준 이병욱 박사님을 비롯한 많은 분들께 감사드린다. 암 세미나에 참석해서 서로 위로와 격려가 되어주신 분들과, 아둘람에서 함께 기거하며 암 극복하기 위해 노력한 암환우들께도 감사드린다.

지난 7년 동안 남편이 말기암 상태임에도 불구하고 믿음으로 담담히 동행하며, 암을 극복할 수 있도록 발반사요법과 주열요법을 배워 밤늦게까지 시술해주고 영양 만점의 건강식단으로 섬겨준 사랑하는 아내 전사라에게 감사한다. 또 강원도에서 요양하는 아빠를 돕기 위해 엄마가 자주 집을 비운 상황에서도 늘 밝고 맑게 하나님의 기쁨과 찬송으로 생활해온 아들 성철과 딸 송미에게 감사한다.

무엇보다 암을 진리 체계로 다스릴 수 있도록 지혜와 믿음과 담력을 주시고, 암을 통해서 삶을 업그레이드해갈 수 있는 특권적인 기회를 주신 하나님께 감사와 영광을 돌린다.

2012년 4월

신 갈렙

차례

추천사　04
이야기를 시작하며 _ 암 극복의 역량을 키워줄 종합적 안내서　06

1장　나의 암 동행 이야기

어느 날 갑자기 암환자가 되다　22
정신적 고통이 찾아오다　25
　　당신의 암을 낭비하지 마십시오　27
수술을 하고 방사선 치료 일정을 잡다　28
암 치료에 대한 첫 의문　30
카슈미르 여행 뒤 암이 폐로 전이되다　33
아둘람을 세우다　35
검사 결과 통보를 미루는 의사들　42
신뢰에 균열이 가다　44
항암 치료를 유보하다　48
대체의학 요법에 대한 단상　52
치유사역자들에게 받은 은혜와 유감　55
암 덕분에 누리는 풍성한 삶　59
암을 넘어 암환자들을 돕는 축복을 누리다　63

2장 암과 동행하며 품게 된 의문들

값비싼 대가를 치르고 얻은 값진 대답들　70

나는 왜 암에 걸렸나?　73
- 암은 우리 몸의 세포가 파업을 한 것　74
- 세포의 파업, 누구의 잘못일까　74
- 왜 세포는 파업을 선택했을까　75

암, 국부 질환인가 전신 질환인가?　78

암, 조기발견이 능사일까?　80

"5년 생존율이 높아졌다"는 말의 의미는?　82

병원의 치료 시스템, 과연 암 치료에 적절한가?　85
- 공장형 시스템으로 생명을 다루는 병원들　86
- 권력만 행사하고 책임은 지지 않는 병원과 의사들　89
- 진단은 병원에서 하되, 치료는 삶의 질을 높이는 방법을 선택하라　90

어떤 창으로 질병을 바라보고 치료해야 하는가?　93
- 멜라네시아인의 세계관에서 발견한 암 극복의 힌트　96
- 암 극복을 위한 진정한 무장　100

의료인들을 향한 발칙한 제안　102

3장 주도적 암 극복의 첩경

올바른 대상을 신뢰한다　106
- 현대서양의학을 맹신하는 것은 위험하다　108
- 누구를 신뢰할 것인가　109
- 의사는 어떤 위치에 두어야 하는가　112

올바른 윤리를 갖는다　114

올바른 과학적 방법으로 접근한다　116
- **현대서양의학의 맹점 1** : 증상을 치료할 뿐 원인은 없애지 못한다　118
- **현대서양의학의 맹점 2** : 환자를 물질의 관점으로만 본다　120

비신앙적·비윤리적·비과학적인 모든 것을 멀리하라　122

4장 암 진단을 받고 해야 할 일들

최대한 빨리 상황을 수용하라　124

암 진단을 객관적으로 확인하고 치병의 로드맵을 그려라　127

치료 방법을 다각도로 알아보라　129

의사가 제안한 치료법도 꼼꼼히 따져라　131

인생의 겨울나기를 겁내지 마라　133

나을 수 있다는 믿음을 잃지 마라　135

암, 투병하지 말고 치병하라　137

암 극복의 목표를 설정하라　142
- 암이 생길 수 없는 삶　143
- 암은 죽음을 올바로 맞이할 절호의 기회다　144
- 암이 가져다준 삶의 지혜와 변화　146

5장 암종양 처리를 위한 가이드라인

암종양 처리의 기준과 환자의 대처 150
- 암종양을 친화적으로 대하라 150
- 분석적 접근은 병원에 맡기고 면역력을 높이는 데 힘써라 151

암종양 제거 수술, 어떻게 대처해야 할까? 153
- 의사의 수술 스타일을 알아보라 154
- 수술의 대가와 다른 대안을 충분히 검토하라 154

방사선 치료, 꼼꼼히 따져보고 결정하라 157

항암 치료는 무엇이며, 꼭 받아야 할까? 158

새로운 치료법, 암 극복에 얼마나 기여할까? 161
- 암 극복의 진정한 의미를 생각하라 162
- 똑똑한 바보로 머물지를 결정하라 163

6장 암 치병을 위한 실천 과제

Part 1 _ 6가지 영역의 깨진 관계 회복하기 167

제1영역 : 섭취 식품과 식습관 169
- 식품은 왜 이렇게 변했나 170
- 스마트한 현대인들의 현명하지 못한 식습관 171
- 그렇다면, 무얼 어떻게 먹어야 하는가 172
- 좋은 음식을 판별하는 기준 176
- 식습관을 바꾸는 비결, 식사예배 180

제2영역 : 수면 습관과 생활환경 182
- 잠은 소모적인 행위가 아니다 182
- 집이 건강을 위협할 수도 있다 184
- 공해와 소음이 암 극복을 방해한다 185

제3영역 : 일하는 방식 186
- 일과 자신의 관계를 살핀다 187
- 자족할 줄 알아야 한다 188
- 욕망과 경쟁은 삶을 하등하게 만든다 189

제4영역 : 자신을 대하는 태도 190

제5영역 : 다른 사람들을 대하는 태도 192
- 피해자 망상에서 벗어나야 인간관계가 편해진다 193
- 나를 위해 용서하고, 심판은 절대자께 맡긴다 197

제6영역 : 절대자와의 관계 202
- 내 안에 숨은 죄악을 살핀다 202
- 모든 짐을 절대자께 맡긴다 203
- 재창조의 역량은 충분한 쉼에서 생겨난다 204

Part 2 _ 면역력 증강요법 206

영양면역요법 : 최상의 컨디션과 충분한 영양 섭취로 면역력을 끌어올린다 207
- 무엇을 먹을 것인가 208
- 어떻게 먹을 것인가 212
- 제대로 먹었는지 어떻게 알 수 있을까 216

운동면역요법 : 운동으로 산소를 공급하고 체온을 높인다 217
- 걷기 218
- 발목펌프운동 219
- 감정자유기법(EFT) 221
- 모관운동 224
- 몸살림운동 225
- 자율진동운동 225
- 콩팥치기운동 226
- 운동하기 어려울 때 선택할 수 있는 방법 227

정신면역요법 : 부정적 감정을 다스려 마음의 스태미너를 키운다 228
- 암으로 인한 두려움을 선순환시켜라 230
- 스트레스를 효과적으로 다스려라 231
- 상한 감정을 치유하라 235
- 용서하라 236
- 무력감을 극복하라 236
- 3분간 열정적으로 웃어라 237
- 우리를 창조하신 분의 인생사용지침을 따르라 242
- 죽어가는 자가 주는 교훈을 배워라 248

물리적 면역요법 : 체온을 올리고 발을 자극해 암 극복의 힘을 키운다 249
- 온열요법 249
- 발반사요법 252
- EMDR 요법 255

약리적 면역요법 : 효소로 몸의 영양 상태를 최적화한다 256
- 효소는 평상시 건강관리용으로 섭취 257
- 효소단식요법은 몸속 노폐물 배출에 효과적 258
  효소단식 가이드 라인 260

암환자에게 진정 필요한 것 264

Part 3 _ 독소 제거법 266

해독법 _ 평정심 유지로 백혈구의 전투력을 높인다 267

제독법 _ 산소와 수분으로 몸속 독소를 배출한다 268
- **자연적 제독법 1** : 산소 공급 268
- **자연적 제독법 2** : 수분 섭취 270
- **강제적 제독법** 273

Part 4 _ 통증 관리 274

통증을 두려워하지 마라 **275**
- 통증을 긍정적으로 바라보아라 276
- 통증을 적극적으로 관리하라 277
- 고통을 선행적으로 관리하고, 견딜 수 없을 때는 정죄감 없이 진통제나 고통 완화 요법을 활용하라 277
- 통증의 의미를 생각하라 279

암과 동행하는 10가지 원칙 281

7장 암을 통해 삶을 업그레이드하라

암을 통해서 누리고 있는 축복을 생각하라 **292**
그동안 하지 못했던 것들을 취미로 즐겨라 **299**
당신의 몸에 보너스를 주어라 **301**
당신의 삶을 걸작으로 업그레이드하라 **303**
진리 체계로 영혼을 고요하고 평온하게 하라 **306**

이야기를 마치며 _ 지금이 삶을 갱생할 수 있는 중요한 순간이다 310

부록 _ 암환자가 섭취하면 좋은 식품들 316
암 극복에 도움이 되는 추천도서 328

'암환자의 친구들' 안내 329

1장

나의 암 동행 이야기

어느 날
갑자기 암환자가 되다

내 몸속의 암은 아주 우연한 기회에 발견되었다.

2006년 4월 초 스쿠터를 타고 가다가 자동차와 부딪히는 사고를 당해 근처에 있는 정형외과에 입원하게 되었다. 그다지 큰 사고는 아니었다. 스쿠터가 자동차에 받히면서 몸이 땅에 떨어졌고, 그 충격으로 잠시 정신을 잃었다. 혹시나 해서 뇌 MRI를 찍었지만 다행히 이상이 없었다. 하지만 타박상이 심하고 교통사고 이후에 나타날 수 있는 후유증을 파악해야 했기에 며칠간 병원에서 물리치료를 받으면서 지냈다.

입원한 지 일주일쯤 되던 날, 타박상으로 인한 통증으로 괴로워하는 나를 보고는 아내가 안마를 해주었다. 그런데 한참 등 마사지를 하던 아내가 나지막이 말했다.

"여보, 등이 이상하게 부어 있네요."
"많이 부었어요?"
"아뇨. 부은 부위가 그렇게 넓지는 않아요."
"타박상 때문에 그렇겠죠. 신경 쓰지 마요."

그렇게 나와 아내는 사고 과정에서 생긴 타박상 때문에 등이 부은 것이려니 생각하고 대수롭지 않게 넘겼다. 그러나 시간이 지나도 부기는 가라앉지 않았고 오히려 심해졌다. 치료하던 의사는 혈종(내출혈로 인해 혈액이 한곳으로 모여 혹과 같이 된 것)이 생긴 것이라고 생각했던 것 같다. 하지만 부기는 가라앉을 기미 없이 더 심해지기만 했다.

걱정이 된 나는 친분이 있는 대형 종합병원의 전문의를 통해 약식으로 두어 차례 검사를 했다(주삿바늘을 찔러서 육안으로 진단하는 식으로 검사했다). 검사한 전문의는 혈종인지 육종(암종)인지를 분간하기가 어려우니 좀 더 지켜보자고 했다.

그때 정식으로 조직검사를 했더라면 좋았을 것이다. 괜히 증상을 지켜보다가 정작 정밀검사 할 기회를 놓쳐서 병을 키웠다는 생각을 지금도 지울 수가 없다. 이런 일을 두고 VIP신드롬이라고 하는 걸까? 'VIP신드롬'은 의사들이 쓰는 말인데, 자신이 잘 아는 사람이나 저명한 사람에게 의료 행위를 할 때 너무 잘해주려다가 과잉 진료를 해서 오히려 결과가 좋지 않게 되는 것을 말한다.

퇴원을 한 뒤에도 종양은 계속 자랐다. 더는 지켜볼 수 없어 아내와 함께 병원에 가서 정식으로 진료를 받았다. 담당 전문의는 그 부기의 실체가 바로 '육종(암)'이며 하루라도 빨리 수술을 받아야 한다는 진단을 내렸다.

정신적 고통이 찾아오다

갑자기 암환자가 되고 나니 세상이 무너지는 것 같은 충격이 찾아왔다. 처음에는 '잘못된 진단이겠지' 하는 생각이 들어서 담당의의 말을 믿지 않았다. 그래서 몇몇 아는 의사들에게 진단 결과를 보여주며 그분들의 의견을 귀 기울여 들었다.

그러다가 암이라는 확진 판정을 받고 나니 이번에는 '왜 하필 나에게 이런 일이 생기나?' 하는 생각과, 그동안 열심히 살아왔고 특별히 못된 짓을 한 것도 없는 것 같은데 왜 내가 이런 몹쓸 병에 걸렸나 하는 한탄, 내가 하나님께 무슨 잘못을 했기에 이런 죄를 내리시나 하는 원망도 들었다. 그저 마음이 어지러웠고, 다른 사람들을 대하기도 힘이 들었다.

그때 내가 처한 상황을 전해 들은 한 선배가 이메일로 글을 한 편 보내주었다. 제목은 'Don't waste your cancer(당신의 암을 낭비하지 마시오)'로, 전립선암을 진단받은 '크리스천 상담과 교육재단'의 데이비드 폴리슨(David Powlison)이 존 파이퍼(John Piper) 박사의 「10가지」라는 글을 패러디해서 쓴 것 중 일부를 발췌한 것이다. 하지만 심란한 상황에서 그 글이 눈에 들어올 리 없었다. 영어로 깨알같이 쓰여 있어 집중해서 읽고 싶은 마음이 들지 않았거니와, 제목을 보면서 조금 짜증이 일었다. '왜 신앙인이 되면 모든 것을 규범적으로 생각하도록 강요받아야 하나?', '도대체 암도 낭비하지 못하면 무얼 낭비하고 사나?', '낭비는 쓸모 있는 시간이나 재물을 헤프게 쓸 때나 사용하는 단어인데, 암이 쓸모 있는 것이라도 된다는 것인가?' 하는 생각이 들어 그냥 컴퓨터에 저장만 해 두고 읽지는 않았다.

그러나 평소 존경하는 선배가 보내준 글이기에 며칠 후에 파일을 열어 인쇄한 뒤에 차근차근 읽어내려갔다. 무엇이 암을 낭비하는 것인지를 정리해놓은 글이었는데, 암 진단을 받고 세상과 하늘을 원망하던 나에게 암을 어떻게 받아들이고 극복해야 하는지를 어렴풋이나마 알려주었다.

한 행 한 행 읽을 때마다 내가 왜 진작 이 글을 읽지 않았나 하는 후회가 밀려들었다. 글을 끝까지 읽고 나서 길게 심호흡을 했다. 그리고 지금 직면한 암을 올바른 관점에서 이해하도록 노력해야겠다는 각오를 새롭게 하게 되었다.

당신의 암을 낭비하지 마십시오(Don't Waste Your Cancer)

비록 크리스천을 위해 패러디한 글이지만, 자신의 신념에 맞게 응용하길 바란다.

1. 하나님께서 당신을 위해 암을 디자인하셨다고 믿지 않는다면 당신은 당신의 암을 낭비하는 것이다.

2. 암을 저주이고 선물이 아니라고 믿는다면 당신은 당신의 암을 낭비하는 것이다.

3. 하나님이 아니라 당신이 치유될 가능성으로부터 위안을 얻기 원한다면 당신은 당신의 암을 낭비하는 것이다.

4. 암으로 인한 죽음에 대해 생각해보길 거부한다면 당신은 당신의 암을 낭비하는 것이다.

5. 암과 투병하는 것이 그리스도를 소중히 여기는 것이라기보다 살아남기 위한 것이라고 생각한다면 당신은 당신의 암을 낭비하는 것이다.

6. 당신이 하나님에 대해서 공부하는 것보다 암에 관해 더 많은 시간을 들여서 공부한다면 당신은 당신의 암을 낭비하는 것이다.

7. 하나님과의 놀라운 사랑의 관계를 깊게 하는 대신에 당신을 쓸쓸함으로 몰아간다면 당신은 당신의 암을 낭비하는 것이다.

8. 당신이 소망이 없는 사람처럼 슬퍼한다면 당신은 당신의 암을 낭비하는 것이다.

9. 이전처럼 죄를 대수롭지 않게 다룬다면 당신은 당신의 암을 낭비하는 것이다.

10. 진리와 그리스도의 영광을 증거하는 수단으로 암을 사용하지 못한다면 당신은 당신의 암을 낭비하는 것이다.

수술을 하고
방사선 치료 일정을 잡다

2006년 10월 4일, 암종양을 제거하는 수술을 했다. 내 몸속에 붙어 있던 종양 조직은 15cm×12cm×8.5cm의 덩치 큰 놈이었다.

수술은 잘되었지만 혹시 모를 전이를 방지하기 위해서 방사선 시술을 30회 받으라는 처방이 내려졌다. 그 시절에 나는 국내에서는 물론 해외에서도 진행해야 할 일정과 강의들로 스케줄이 빡빡했다. 특히 11월 말에는 인도 북부 스리나가르에 가서 일주일간 강의를 해야 하는 일정이 1년 전부터 잡혀 있었다. 그래서 "약속된 해외 일정이 있어 30회 방사선 치료를 받는 것은 어렵겠다"고 했더니 담당의가 친절하게도 해결 방안을 제시해주었다.

방사선 치료에는 미국식과 영국식이 있다고 했다. 미국 병원은 대부분 사립이라서 더 많은 수익을 올리고자 방사선 농도를 낮추어서 여러 번 시행하는 것을 선호하는 반면, 영국 병원은 대부분 국가에서 비용을 대기 때문에 농도를 상대적으로 높여서 집중적으로 시행한다고 했다. 그러면서 미국식으로 30회 하려던 방사선 치료를 영국식으로 강도를 높이면 24회로 마칠 수 있다고 했다. 난 그렇게 하기로 결정함으로써 해외 업무 스케줄을 맞출 수 있었다. 나의 해외 업무 일정을 고려해 진료 스케줄을 조정해준 담당 전문의에게 감사했다.

이때까지만 해도 '수술이 잘되었으니 병원에서 하라는 방사선 치료만 받으면 암을 쉽게 극복할 수 있을 것'이라고 기대했었다. 그리고 조금 힘은 들겠지만, 평소처럼 일정을 소화할 수 있을 것이라고 생각했다.

암 치료에 대한
첫 의문

    방사선 치료를 받는 것은 익히 들은 대로 유쾌하지 않았다. 치료할 때 아무도 없는 방사선실에서 혼자 윙윙거리는 기계음을 들으며 누워 있는 것은 횟수를 거듭해도 전혀 익숙해질 기미를 보이지 않는 불편하고 불쾌한 경험이었다. 그리고 방사선 치료를 받고 나면 전신에 무기력감이 느껴졌고, 구역질이 심하게 나서 담당의에게 구토 증세를 완화하는 약을 처방받아 복용하기도 했다.

    내가 암 치료에 대해 처음 의문을 품은 그날도 역시 방사선 치료를 받기 위해 복도 의자에 앉아 기다리고 있었다. 그러다가 문득 벽에 붙어 있는 방사선 시술에 관한 안내문을 읽게 되었다.

> 방사선 치료를 받으면
>
> 의욕이 떨어질 수 있습니다.
>
> 식욕부진이 생길 수 있습니다.
>
> 구토 증세가 생길 수 있습니다.
>
> 극심한 피로를 느낄 수도 있습니다.
>
> −중략−
>
> 암이 발생할 수도 있습니다.

마지막 문장을 읽으며 정신이 멍해졌다. 나의 담당의는 "수술은 잘 되었지만 혹시 모를 재발을 미연에 방지하기 위해서 방사선 치료를 한다"고 했었다. 그래서 나는 아무런 이의 없이 비싼 돈과 소중한 시간을 들여서 방사선 치료를 받고 있는 것이 아닌가. 그런데 그 치료가 또 다른 암을 불러일으킬 수도 있다니, 기가 막혔다. 더불어 과연 내가 받는 이 치료가 암을 극복하는 올바른 방법인가 하는 의문이 생겼다.

돌이켜보니 방사선과 의료진들은 환자인 내가 방사선 치료를 받을 때 단 한 번도 옆에 있어준 적이 없었다. 그들은 간접적으로라도 방사선에 노출되고 싶지 않아서 기계만 작동시키고는 문을 닫고 나갔고, 나는 치료 효과를 기대하며 혼자서 차가운 방사선 기계 위에 누운 채 방사선을 고스란히 받아들였다.

순식간에 많은 생각이 오갔다. 나뿐만 아니라 방사선 치료를 받는 환자들이 모두 같은 경험을 하고 있으리라. 그렇지만 모든 의사들이 암 수술 후에 방사선 치료를 권하면서도 저렇게 방사선 치료의 부작용을 경고하는 안내문을 떡하니 붙여놓은 것은, 방사선 시술의 효과를 자신하지만 혹시 생길지 모를 부작용을 환자들에게 알리려는 선심일 수도 있었다.

결국 암 치료에 대한 별다른 지식이나 경험이 없었던 나는 대안을 찾을 의지도 별로 없었기에 방사선 치료에 대한 의구심을 애써 마음 깊숙이 묻어두었다.

카슈미르 여행 뒤
암이 폐로 전이되다

　방사선 치료를 20회 정도 했을 무렵, 인도에서 선교사 훈련학교를 기획하는 선교사에게 연락을 했다. 1년 전에 약속한 강의 일정을 취소하기 위해서였다. 나는 방사선 치료를 받느라 몸이 많이 지쳤다고 설명하면서 강의를 미루거나 취소하고 싶다고 말했다. 내 얘기가 끝나자 그 선교사는 이렇게 말했다.
　"선교사님의 소식은 이미 들었어요. 저희도 선교사님의 건강을 위해 열심히 기도하고 있습니다. 그러니 별일 없을 겁니다. 그 강의는 마지막 강의라서 미룰 수도 없습니다. 많은 분들이 기다리고 계시니 꼭 와주시면 좋겠습니다."

나는 달리 할 말을 찾을 수가 없었다. 안 가자니 믿음이 없는 사람이 되는 것 같았고, 또 약속한 것이니까 지켜야 한다는 생각에 마지막 방사선 치료를 마친 다음 날 인도 델리로 가서 하룻밤을 자고 이튿날 카슈미르행 비행기에 몸을 실었다.

카슈미르는 히말라야 기슭에 위치한 고산지대여서 제법 추웠다. 게다가 내가 묵은 숙소는 난방이 되지 않았다. 방사선 치료로 체력이 많이 떨어진 데다 11월 말부터 12월 초까지의 고산지대의 추위를 견디기가 쉽지 않았지만 나는 차근히 강의 일정을 소화해냈다.

문제는 한국으로 돌아와서 발생했다. 일주일간의 강의 일정을 마치고 한국으로 돌아와 검진을 받으니 암이 폐로 전이된 것 같다고 했다. 그제야 비로소 '방사선 치료까지 받았으니 암이 지나갔겠지' 하는 생각은 천진난만한 기대에 불과했음을 깨닫게 되었다.

그 후부터 나는 내가 암환자라는 현실을 좀 더 신중하게 받아들이기 시작했다.

아둘람을 세우다

암이 폐로 전이된 것 같다는 의사의 소견을 듣고 정신이 버쩍 든 나는 2007년 2월경부터 일을 줄이고 서울을 떠나 강원도의 한 콘도에서 몇 달간 요양을 하였다. 그 콘도는 전에 근무한 회사에서 운영하는 것이어서 직원들이 많은 편의를 제공해주었을 뿐만 아니라 내가 키우던 풍산개 '북이'와 함께 지낼 수 있도록 배려해주어 외로움과 쓸쓸함을 이겨나갈 수 있었다. 이런 커다란 배려를 해주신 이랜드그룹의 박 회장님과 콘도 직원들께 지면을 빌려 감사드린다.

물론 여전히 해야 일들이 많아 자주 서울을 왕래하고 이곳저곳을 다니며 일정을 소화했지만, 매순간 긴장하며 건강 회복에 우선순위를 두고 생활을 했다. 많이 쉬고, 건강을 회복하기 위해 식이요법과 운동을 열심히 했다.

병원은 정기적으로 오갔다. 처음에는 매달, 나중에는 3개월에 한 번씩 CT를 찍고 의사의 점검을 받았다. 그리고 부지런히 암 관련 서적을 읽고, 대체의학적인 조치들에도 관심을 기울여 배우고 시술을 받기도 했다. 그러면서 암이 어떤 질병이며, 암이 발생하는 이유는 무엇인지, 암을 어떤 식으로 이해하고 치료를 시도해야 하는지, 암을 극복하는 가장 좋은 방법은 무엇이며, 어떻게 암을 근본적으로 치유할 것인지 등에 대해 많은 생각을 하였다.

하지만 마음을 갈무리하기는 여전히 어려웠다. 이즈음에 난 꽤 심한 우울증을 겪었다. 사람들을 만나기도 싫었고 스스로 우울한 감정에 휩싸이고 싶은 충동을 느꼈다. 사랑하는 아들과 딸이 찾아오는 것도 귀찮을 정도였다. 한번은 친한 지인이 서울에서 가족들과 함께 오겠다고 하기에 극구 사양했는데, 근처에 와서 거의 다 도착했다고 연락을 해왔다. 그들은 그렇게 하는 것이 사랑과 관심을 표현하는 길이라고 생각했던 것 같다. 그런데 나는 그들을 만나기 싫어서 아내만 남겨놓고 나가버렸다. 그 가족이 싫어서가 아니라 당시는 아내를 제외한 그 누구와도 만나고 싶지 않았다. 지금 생각하면 내가 왜 그렇게까지 했을까 하는 자책이 들고 그 가족에게 미안할 뿐이다.

그렇게 4개월 가까이 지내다 보니 전 직장에 신세를 지는 것도 미안하고, 나로 인해 콘도 직원들이 부담감을 느낄 것이라는 생각이 들어 마음이 불편했다. 이참에 나와 같은 환자나 쉼이 필요한 사람들을 위해 쉼터를 마련해 그곳에서 지내는 것이 좋겠다는 생각이 들었다. 그래서 백두대간 아래 산촌(강원도 고성)에 위치한 180년 된 한옥을 구입해서 수리를 하고 '아둘람'이라 새긴 돌비석을 세웠다.

아둘람은 다윗이 사울 왕을 피해 도망가서 지낸 굴이 있는 곳으로 '격리된 곳', '피난처'란 뜻을 지니고 있다. 다윗은 사울 왕의 탄압을 피해서 도망치던 초기에는 단순한 정치 망명객으로 떠돌았지만 아둘람에 와서는 환란당하고 빚지고 원통한 자들이 400명가량 모여들어 하나의 공동체를 이루었다. 이들은 모두 이스라엘의 초대 왕 사울의 치하에서 사회의 주변부로 내몰린 사람들이었다. 아둘람에서 공동체를 이루어 살면서 이들은 경제적·심리적·사회적으로 회복되었을 뿐만 아니라 새로운 삶을 살 수 있도록 무장되었다. 또한 그들은 대부분 새로운 비전으로 일어나 다윗 왕국을 세우는 주역이 되었다.

비록 암으로 인해 대한민국의 가장 북쪽인 강원도 고성 땅에 머물고 있지만 이곳에서 암을 극복하고 이전보다 더 온전하게 무장되어 새로운 삶을 살았으면 하는 소망을 그 이름에 담았다. 또한 도움을 얻으러 이곳을 찾아와 함께하는 사람들도 삶의 새로운 전기를 마련했으면 하는 기대를 품고 '아둘람'이라 이름을 지었다.

아둘람에서의 생활은 아주 평화로웠다. 그 평화로움은 끊임없이 무언가를 성취하며 살던 내게 고요함과 자연을 느끼게 하고, 주변을 둘러보게 해주었다. 그곳에서 나는 성취 중심의 삶으로 인해 항진되어 있던 교감신경을 잠잠케 하고 부교감신경을 활성화시키는 생활을 했다. 고요함 속에서 생겨난 음악에 대한 갈증으로 클래식 음악을 즐겨 들었고, 먹을거리들을 직접 자연농법에 가까운 방식으로 재배했다. 또한 태양이 내리쬐는 산길을 걸으면서 신선한 공기를 마음껏 들이마셨다.

저녁 무렵이면 자전거를 타고 공현진 바닷가와 송지호 주변을 돌면서 고즈넉한 정취를 만끽했다. 철마다 야생화를 꺾어다가 거실 가득히 장식을 하는가 하면, 뒤뜰을 가꾸어서 그 아름다움을 누렸다. 처마에는 풍경을, 나무에는 멋진 종을 달아놓고 바람이 불 때마다 청량한 그 소리들을 즐기곤 했다.

한편 창고는 시간이 흐를수록 남은 공간이 점점 줄어들어갔다. 철마다 야생초로 효소를 담근 덕분에 감식초·포도주·머루주·된장·고추장이 창고 한쪽에 가득 채워졌고, 다른 한쪽엔 각종 목공 기구와 서툰 솜씨로 내가 직접 만든 '신갈렙표' 가구들이 하나둘 늘어났다.

아둘람에서 지낸 지 1년 가까이 되었을까. 2007년 10월 말경에 병원에서 검사를 받았는데, 몸 상태가 좋아져서 정상적인 사회생활을 해도 될 것 같다는 반가운 소식을 들었다. 물론 기뻤지만 암을 통해서 이루어야 할 숙제를 아직 제대로 이루지 못한 것 같아서 마음 한구석이 찜찜했다. '이렇게 암을 졸업하고 업무에 완전히 복귀해도 괜찮을까?' 하는 미

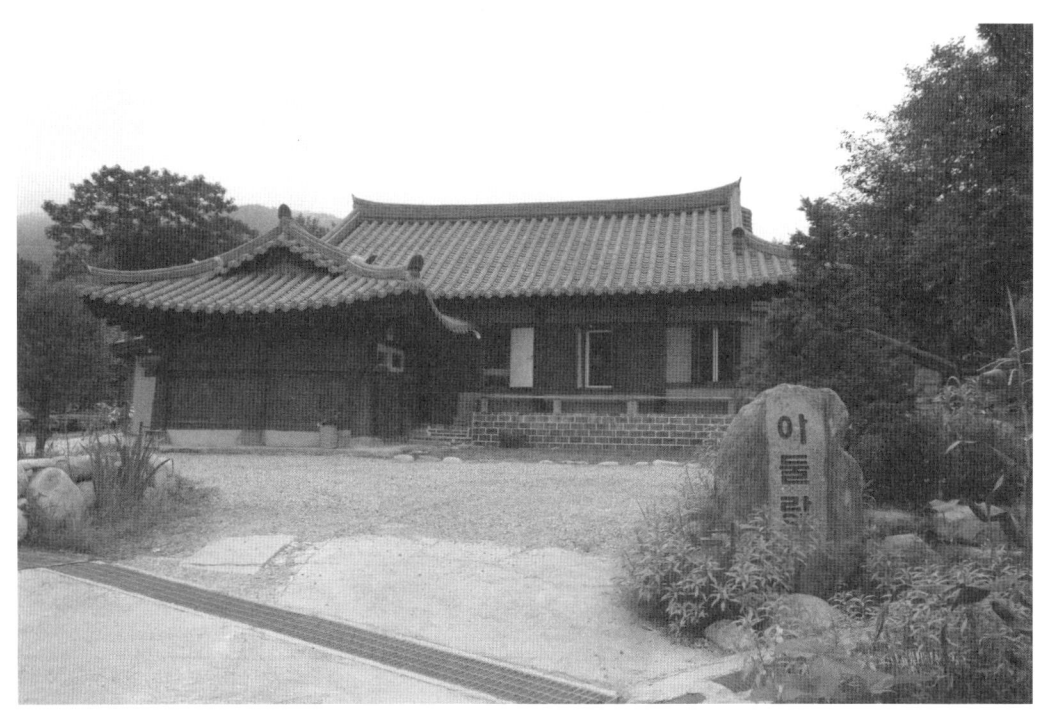

요양의 집 '아둘람'의 전경

심쩍은 생각도 들었다. 그러나 의사가 괜찮다고 하니 더는 걱정할 이유가 없었다. 그래서 일상으로 완전히 복귀해서 업무를 보고, 그동안 부족했던 부분을 만회하기 위해 더욱 열심히 일했다.

2008년 2월에는 전 세계에 흩어져 있는 동료들을 태국으로 불러 일주일간 전략회의를 주재하며 우리 단체의 미래 전략을 모색했다. 그 기간에는 동료들과 함께 축구를 하면서 두 골을 넣을 만큼 컨디션이 좋게 느껴졌다.

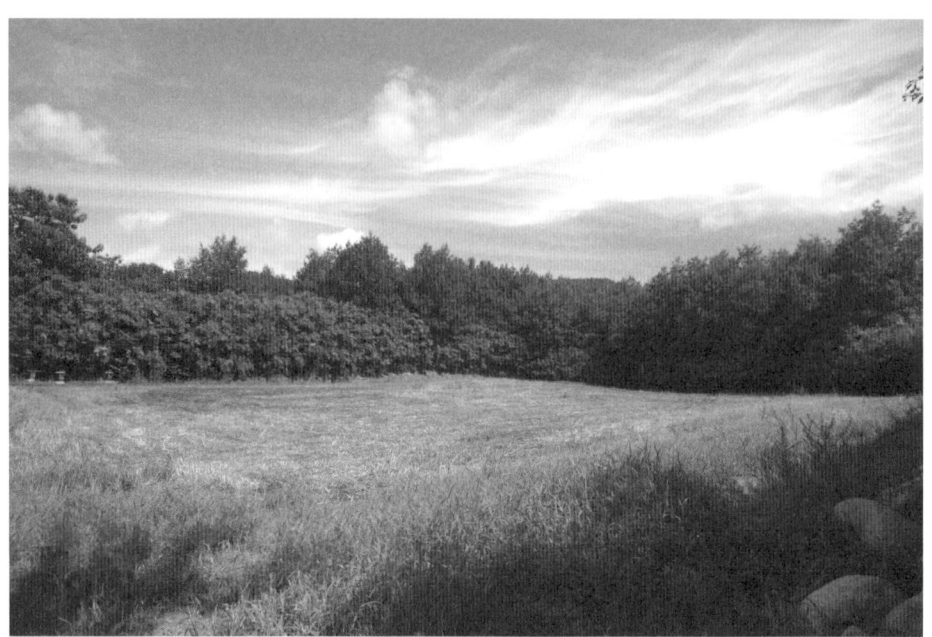

대나무숲으로 둘러싸인 '아둘람'의 뒤 터

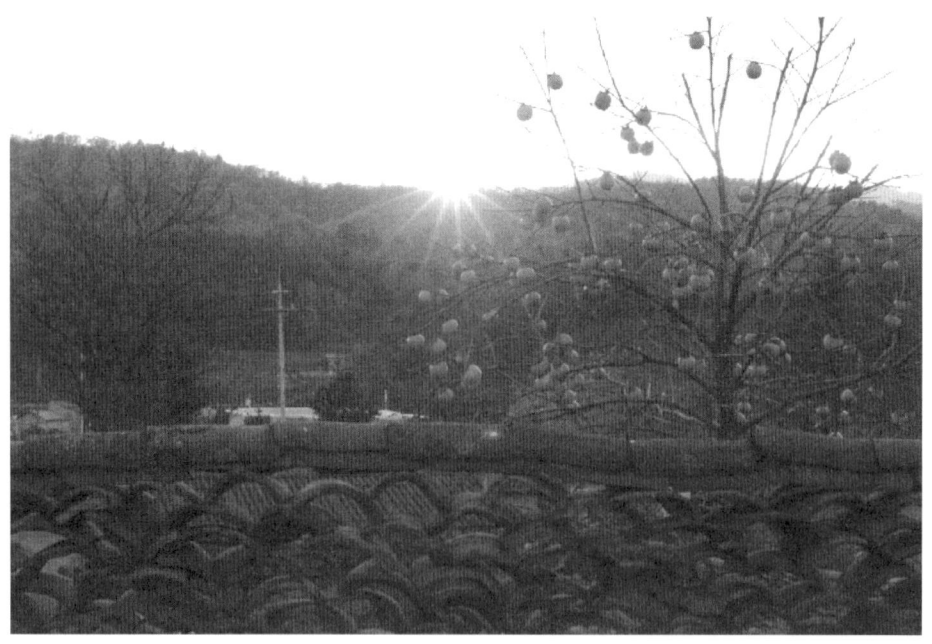

'아둘람'에서 맞이한 석양

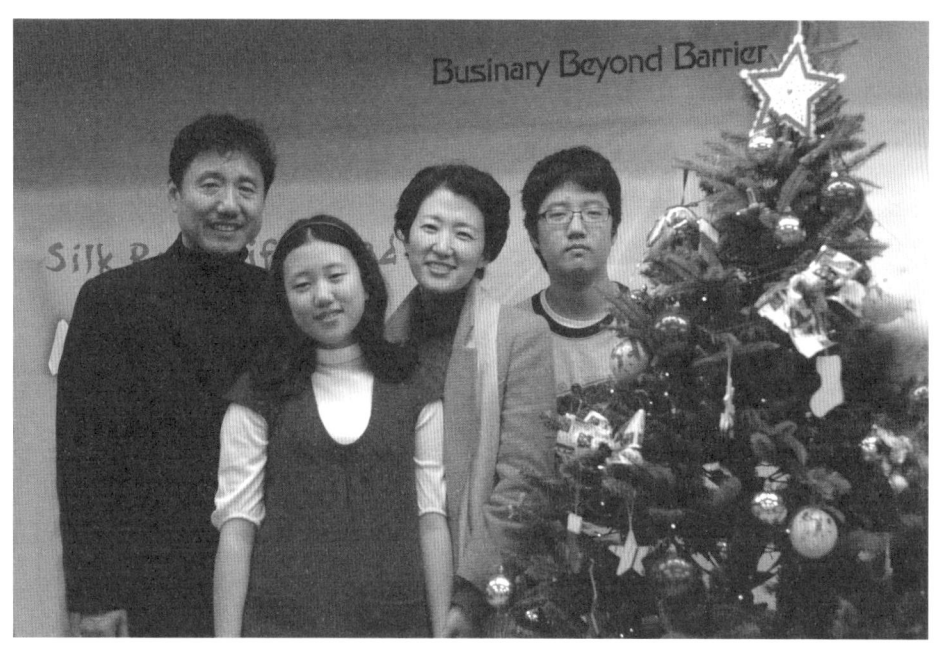

가족과 함께 크리스마스 파티

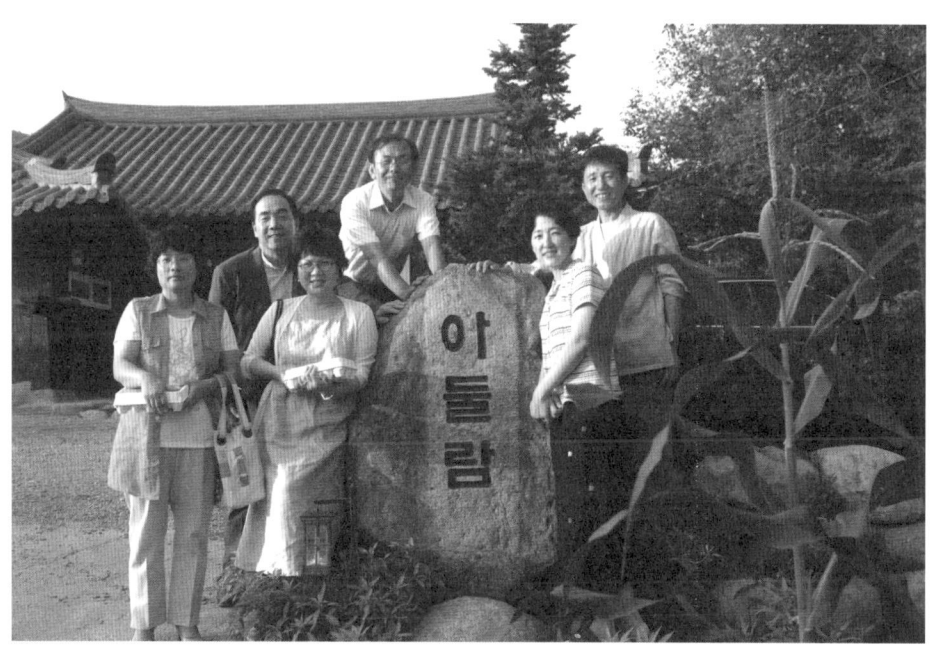

'아둘람'을 찾은 지인들과 한 컷

검사 결과 통보를
미루는 의사들

    일주일간의 태국 일정을 마치고 귀국하니 담당의가 "암을 졸업하는 의미에서 PET-CT(양전자 단층촬영)나 한번 찍어보자"고 했다. 태국에서는 컨디션이 괜찮았기에 나는 기분 좋게 촬영에 응했다.

    일반적으로 MRI나 CT를 찍고 진단영상의학과 전문의의 소견이 나오면 담당의는 그 결과를 가지고 환자를 만난다. 그런데 내가 다니던 병원은 규모가 크고 환자가 많아서인지 CT 결과가 나오는 데 일주일 정도 걸렸다. 그러나 방사선종양학과 의사는 자신도 방사선을 다루는 전문가이기에 진단영상학과 전문의의 소견서 없이 스스로 사진을 판독하면서 환자를 만났다.

나를 만난 방사선종양학과 담당의는 PET-CT를 보면서 "별다른 문제는 없지만 혹시 모르니까 조직검사를 한번 받아보는 것이 좋겠습니다"라고 말했다. 의사가 워낙 대수롭지 않게 말했기에 함께 간 아내도 별다른 낌새를 느끼지 못했다. 나는 '이상이 없는데 왜 조직검사를 받아보라고 하지?'라는 의문이 들었지만 심각하게 받아들이지는 않았다.

방사선종양학과 담당의를 만나고 5일 뒤에 암 수술을 담당했던 주치의를 만났다. 그는 컴퓨터 화면을 들여다보면서 "암이 많이 진전되었네요. 혈액종양내과에 가보시지요. 간호사가 안내해줄 것입니다"라는 짧은 멘트를 하고 진료를 마쳤다.

이상했다. 한 달 전까지만 해도 아무런 문제가 없으니 일상으로 복귀하라고 했던 의사들이었다. 그런데 지금 한 사람은 별문제 없다며 결과 통보를 다른 의사에게 미루었고, 수술한 의사는 단 몇 마디 말을 하고는 나를 다른 진료과로 보내려 하고 있었다.

신뢰에
균열이 가다

    혈액종양내과로 가서 본 검사 결과는 충격적이었다. 양쪽 사타구니와 복부, 겨드랑이, 목에 있는 림프절 전체에 암세포가 퍼졌고 다른 장기로도 암이 전이된 것 같다고 했다. 사실 한 달 사이에 암이 그렇게까지 퍼진 것이 아니라 이미 그전부터 퍼져 있었던 것이다.

    그때까지는 폐로 암이 전이되었던 전력 때문에 늘 가슴 CT만 찍어 왔었다. 언젠가 "왜 혈액검사는 하지 않느냐?"고 물은 적이 있는데, 의사는 "지방육종(liposarcoma)은 혈액검사로 잘 나타나지 않는다"고 대답했었다. 그렇게 담당의가 가슴 CT의 결과만으로 진단하는 동안 암은 가슴 부위를 넘어서 림프절 전체로 퍼져간 것이었다.

나는 CT 사진을 복사해서 다른 의료기관에 종사하는 의사에게 보여주고 상태가 어떠냐고 문의를 했다. 그랬더니 폐와 십이지장에도 전이 조짐이 보인다고 했다.

그 순간 분노가 솟구쳤다. 한 달 전까지만 해도 의사들은 "이제 다 회복되었으니 정상 생활을 해도 문제 될 것이 없다"고 말했었다. 그런데 한 달 만에 PET-CT를 찍으니 암세포가 온몸에 퍼져 있었다. 그 결과를 본 방사선종양학과 의사는 진실을 제대로 말해주지도 않았고, 수술한 의사는 사무적인 목소리로 "혈액종양내과로 가보세요"라고 말한 것이 전부였다. "참 안됐네요", "힘내세요"라는 위로 한마디 없이 기계적으로 다음 조치를 내렸다. 내심 배신감이 느껴졌고, 그들의 편리한 일처리 방식에 충격을 받았다. 게다가 수술을 집도한 의사의 조치대로 혈액종양내과에 예약을 하러 갔더니 나를 초진 환자로 분류하는 것이 아닌가. 그 병원에서 수술도 받고 일 년 반이나 암환자로서 치료를 받아왔는데 말이다.

의사를 전적으로 신뢰하며 치료를 맡겼지만 그 결과는 절망스러울 뿐이었다. 돌이켜 생각해보니 수술 후 방사선 치료를 받고 회복하는 모든 과정에서 병원 관계자와 의사들은 병원에서 하는 치료 이외에 식이요법이나 운동법 등에 관해서는 별다른 안내를 해주지 않았고, 물어봐도 특별한 대답이 없었다. 그저 "환자가 해야 할 일은 별로 없다. 의사가 지정한 날에 와서 정기적으로 검사를 받고 병원에서 권하는 조치를 그대로 따르면 된다. 병원에서 시키는 것이 아닌 어떤 것도 하지 말라"고 했다.

그래서 나는 병원에서 시키는 대로만 했고 다른 노력은 거의 하지 않았다. 지나고 보니 나 자신이 참으로 미련하게 느껴졌다.

그때부터 의사의 진단과 처방을 전적으로 신뢰하는 것이 오히려 위험할 수도 있겠다는 생각을 하기 시작했다. 환자의 한 달 앞도 예측하지 못하고 검사 장비의 도움 없이는 환자의 상태를 전혀 알지 못하는 의사, 치료 결과에 거의 책임감을 느끼지 않는 그들을 전적으로 신뢰하는 것은 어리석은 처사라는 생각이 들었다. 그래서 의사에게 철저히 의존해야 한다는 생각에서 점차 벗어나 암 관련 서적을 읽고 공부하기 시작했고, 또 암을 다루는 세계관과 방법론도 분석하기 시작했다.

그리고 내 문제를 다른 사람이 해결해주길 바라고 전적으로 그에게 맡기는 것이 얼마나 한심한 일인지 깨닫게 되었다. 암으로 인해 죽고 사는 사람은 의사가 아니라 바로 나이기 때문에 내가 주도권을 잡고 해결책을 찾아가야 한다는 것을 뼈저리게 깨달았다.

내 경험담이 여러분이 암을 극복해가는 과정에서 의사와 현대서양의학을 믿지도 활용하지도 말라는 뜻으로 받아들여지지 않기를 바란다. 하나님은 병을 치료하기 위해서 기도의 능력을 사용하시기도 하지만 병원과 의사와 약을 통해서도 사람들을 치료하신다. 하나님은 기도의 능력보다 어쩌면 병원과 의사들을 통해서 더 많은 사람들을 치료하셨다고 할수도 있다. 더 정확히 말하면, 기도의 능력과 의사와 병원과 약사의 치료행위 가운데 하나를 선택하는 양자택일의 관점이 아니라 '둘 다'를 아우

르는 통합적인 관점에서 접근하는 것이 올바른 접근법이다. 둘 다 하나님께서 사용하시는 통로이기 때문이다. 예수님께서도 병든 자에게는 의원이 필요하다고 말씀하시지 않았는가.

나는 지금도 내 병을 극복하기 위해서 의사와 상담을 하고, 암의 진행 상황을 확인하러 병원을 방문해 검진을 받고 의학적인 조치를 취하고 조언을 듣는다. 내가 이야기하고자 하는 핵심은 아무런 생각이나 판단을 하지 않고 무작정 의사를 믿고 따랐다가 잘못되었을 경우에는 심리적·육체적·경제적으로 막대한 피해를 입게 되고 그 결과는 다른 누군가가 아니라 전적으로 본인이 책임을 져야 한다는 것이다. 그러므로 하나님을 제외한 다른 누군가를 의지할 때는 그의 능력이 제한적일 수밖에 없다는 사실을 인식하고 '어떤 관점에서, 어느 정도 의지하고 믿어야 하는지'를 꼼꼼히 따져가며 분별력 있게 행동할 줄 알아야 한다는 뜻으로 이해하길 바란다.

항암 치료를
유보하다

혈액종양내과의 진료 예약일을 기다리면서 열심히 내가 걸린 암에 관한 자료를 찾아보고 대안을 탐색했다. 그 과정에서 내가 걸린 지방육종은 전이가 잘되고 항암제가 잘 듣지 않는 암이라는 사실을 알게 되었다.

진료일이 되어 혈액종양내과 진료실을 들어서니 미국에서 지방육종을 연구하고 최근 귀국한 전문의가 나를 맞이했다. 나는 상담을 하면서 의사에게 양해를 구했다.

"지금까지 제가 의사를 전적으로 믿고 따른 결과 오늘 이 상태로 이곳에 오게 되었습니다. 이제부터는 제 병을 좀 더 자세히 이해하고 더 주도적으로 대처하기를 원합니다. 그래서 궁금한 점은 질문하고, 문제가 있다면 다른 의견을 제기하려고 합니다. 혹시 무례하게 생각되더라도 이해해주시면 감사하겠습니다."

의사는 알았다고 대답했고, 나는 단도직입적으로 "제 암이 몇 기입니까?"라고 물었다. 의사는 4기라고 대답했다. 이때부터 나는 아주 순종적이고 말 잘 듣는 환자에서 좀 더 적극적으로 상황을 파악하길 원하는 '따지는 환자'가 되어갔다.

의사 조직검사를 해봅시다.
나 조직검사는 왜 하나요?
의사 환자의 몸에 어떤 암종이 있는지를 확인하려면 조직검사를 해야 합니다.
나 수술할 때 이미 내 몸에서 떼어낸 암세포로 조직검사를 해서 확인하지 않았나요?
의사 그랬죠. 하지만 전이된 암세포가 원래 암세포와 같은 종류인지, 아니면 다른 종류인지를 확인해야 합니다.
나 암세포의 종류를 확인한 다음에는 무엇을 할 거죠?
의사 수술이나 방사선 치료를 할 수는 없고, 할 수 있는 유일한 일이 항암제를 투여하는 것입니다.
나 지방육종은 항암제가 잘 듣지 않는 것으로 알고 있는데요.

의사 그렇지만 전이된 암종이 다른 암종일 수도 있기 때문에 조직검사를 하고 항암 치료를 하는 것이 현재로서는 유일한 치료법입니다.

나 조직검사를 해서 만약에 수술할 때와 같은 암종이 나오면 항암제가 별로 효과가 없고, 다른 암종이 나오면 내 몸에는 두 가지 이상의 암종이 있다는 뜻이죠? 그래도 역시 항암제가 별로 효과가 없을 것이라는 생각이 드는데, 맞습니까? 그리고 제게 항암제를 투여하는 것은 혹시 모를 기대수명을 조금이라도 연장하기 위해서 삶의 질을 현저히 떨어뜨리는 것으로 이해되는데, 내가 잘못 생각한 것입니까?

의사 (잠시 생각) 그렇게 이해하는 것도 틀린 것은 아닌 것 같습니다.

나 그러면 더 좋은 방법은 없는지 살펴보고 생각을 정리한 다음에 다시 오겠습니다.

그렇게 나는 진료실을 나왔다. 그리고 지금까지 그곳에 다시 가지 않았다.

의사들은 환자에게 자신이 판단할 때 가장 적합하다고 생각되는 치료 방법을 권유할 것이다. 하지만 때로 의사들은 병에는 별다른 도움이 되지 않지만 그 외에 다른 대안이 없기 때문에 특정 치료법을 권하는 경우도 있다는 사실을 알아야 한다.

의사가 암을 치료하는 데 사용하는 방법은 크게 보면 수술, 방사선 치료, 항암 치료 이 세 가지밖에 없다. 물론 전문용어를 사용해서 다양한 시술 방법을 말하긴 하지만 근본적으로 보면 이 세 가지 범주에 속하는 방법들이다. 그런 상황에서 의사는 전적으로 자기만 믿고 의존하는 환자를 위해서 무언가를 해주어야 하기 때문에 처방할 수밖에 없는 경우도 있을 수 있다. 그렇게 환자를 심리적으로 안정시켜 치료 효과를 높일 수도 있고, 또 환자를 위해서 무언가는 해주는 것을 의료인의 당연한 책무라고 생각할 수도 있을 것이다.

그런 상황을 환자 본인이 잘 파악해야 하는데, 일반적으로 환자들은 그럴 만한 심리적 여유를 갖기도 역량을 갖추기도 쉽지 않은 게 현실이다.

대체의학 요법에 대한 단상

항암 치료를 거부하고 나는 다시 강원도 고성에 있는 아둘람으로 내려왔다.

아둘람에서는 내 병의 상태를 알고 스스로 대안을 찾기 위해 노력했다. 책을 통해 배우기도 하고, 다양한 대체의학 요법을 시술하는 곳도 찾아가보고, 치료에 도움이 된다는 이런저런 방법들을 선입견없이 배웠다. 또 다양한 약과 건강보조식품, 항암 식품들을 내 몸을 실험실 삼아서 복용하기도 했다. 그러면서도 몸이 감당할 수 있는 한도 내에서 사역을 하기 위해 자주 여러 곳을 왕래했다.

그러다 보니 다양한 분들을 많이 만날 수 있었다. 그중에는 대체의학적 방법으로 암을 치료하시는 분들이 많았다. 침술, 뜸, 각종 해독 방법, 한방과 민간요법을 통해서 암을 치료하는 분들이었다. 대부분 아주 친절하고 사랑이 많은 분들이었지만, 간혹 남의 연약함을 이용해서 노략하려는 분들도 있었던 듯하다. 이분들은 대개 자기만 믿고 따르면 암이 나을 수 있다고 주장하는 경향이 있었다. 대체로 특별한 비방이 있고 경험도 풍부한 사람들이었지만 그들이 효과가 있다고 주장하는 방법만을 믿고 상당 기간 전적으로 따라야 한다는 강제성이 마음에 걸렸다.

대체의학자들은 자신의 방법이 암을 치유하는 100%에 가까운 효능이 있는 것처럼 과장하는 경우가 많은 것 같다. 그래서 대체의학적 치료를 선택할 때는 그 치료를 통해서 얻을 수 있는 것이 무엇이며, 부작용은 없는지를 잘 살펴야 한다. 또한 명백한 부작용이 없어 보이더라도 전적으로 그 방법에만 매달릴 경우 치러야 할 정신적·경제적 비용과, 다른 치료를 받지 못함으로써 치러야 하는 기회비용을 잘 고려해야 한다.

근거 없는 미신에 사로잡혀 대체의학을 따르는 것은 금물이다. 물론 이 세상에는 '상징과 실제가 일치하는가?(Correspond)'와 '동일한 조건이 주어지면 언제 어디서든 동일한 결과를 얻을 수 있는가?(Consistent)'라는 기준만으로 파악할 수 없는 진리가 많다는 것을 인정한다. 하지만 그 주장을 뒷받침하는 근거가 올바른지는 판단해야 한다. 믿음에는 올바른 전제가 필요한데 대체의학적 치료법 가운데는 그것을 뒷받침하는 근거가 허무맹랑하거나 논리적인 비약이 심한 것이 많은 게 사실이다. 또한 환자의 자유롭고 주도적인 삶을 박탈하는 것처럼 보이는 것도 있다.

나도 처음에는 지푸라기라도 잡고 싶은 심정으로 그런 치료법을 한두 번 해보았다. 하지만 그중에는 올바른 치료법이 될 수 없거나, 득보다 실이 더 많다고 생각하여 이내 그만둔 것도 여럿 있다.

많은 사람들이 다양한 대체의학 치료법의 도움을 받고 있지만 그 치료가 타당한 근거를 기초로 한 것인지, 환자의 생명력을 강화시켜주고 삶과 정신을 자유롭게 해주는 것인지, 아니면 자유를 속박하고 그 치료법에 의존하게 만드는 건 아닌지를 분별하는 지혜가 필요하다. 그리고 그 방법을 적극 활용할 경우 효과를 어느 정도 얻을 수 있는지도 신중하게 생각해야 한다.

치유사역자들에게 받은
은혜와 유감

　암에 걸리고 나서 많이 들은 이야기 중 하나는 치유사역 집회에 참석해보라는 권유였다. 더불어 다양한 치유사역자들의 책들도 많이 선물받았다. 어떤 분들은 중보기도 사역자를 만나보라고 주선하셨고, "기도 중에 하나님께서 선교사님 댁을 방문하라고 했다"면서 직접 찾아오신 분들도 있었다. 처음에는 관심도 있고 기대가 되고, 때로는 사랑의 권면이라서 응하기도 했다.

　하지만 점차 내 영혼은 또 다른 깨달음으로 향하고 있었다. 암을 치유하는 것도 중요하지만 내가 하나님과 올바른 관계 안에 거하고 사랑 가운데 머무르며, 하나님께서 이 과정을 통해 이루시길 원하는 것을 성취하기 위해 노력하는 것이 더 근본적인 해결책이라는 생각이 들었다. 겉으로 드러난 현상인 질병과 통증을 없애는 것이 아니라 문제의 뿌리, 즉 창조의 질서에 순복하는 삶을 사는 것이 암 극복의 본질에 더 가깝다는 생각이 든 것이다.

사실 그 전까지는 내 뜻과는 상관없는 다양한 요청이나 권면을 받아들이자니 마음이 편치 않고, 거절하자니 교만한 사람으로 여겨질 것 같아서 곤혹스러웠다. 사랑하는 마음 그리고 안타까운 마음에 힘쓰고 애써서 도움을 주려는 분들의 정성을 무시하는 것 같아서 송구스럽기도 했다. 때로는 강하고 신비한 것처럼 보이는 영적 권위를 가지고 일방적으로 무언가를 행하려고 하는 분의 성의를 거부하는 것이 부담스럽기도 했다. 대개 이런 분들은 자신이 얼마나 많은 기도를 하고 얼마나 많은 영적 체험을 해왔는지를 강조하는 경향이 있다.

그런데 내 영혼의 깨달음 덕분에 그분들을 어떻게 대해야 하는지 확고한 기준을 세울 수 있었다.

치유사역과 예언사역을 하는 분들 중에는 자신의 은사가 무엇이고 자신의 한계가 무엇인지를 잘 아는 겸손한 분들이 많다. 이런 분들을 만나서 도움을 받을 때는 마음이 기쁘고 힘이 되므로 암을 극복하는 데 큰 도움이 된다. 그러나 몇몇 치유사역자들은 상대방이 진정 도움을 필요로 하는지, 상대방의 마음이 어떤지는 신경 쓰지 않고 자신의 능력과 열심에 더 집중하는 경향이 있다. 이런 분들은 대개 능력이 마치 자신에게 있는 것처럼 행동함으로써 다른 사람을 착각하게 만든다.

나는 기도의 능력을 믿고 초자연적인 치유를 믿는다. 그래서 지금도 치유를 위해서 기도하고 있으며, 기도 부탁을 하기도 하고 안수기도를 받기도 한다. 그러나 나는 기도 그 자체에 능력이 있다기보다는 기도를 들으시는 하나님께 능력이 있다고 확신한다. 그러므로 누가 기도를 하느냐보다는 어떤 믿음과 태도로 기도를 들으시는 분을 받아들이느냐가 더 중요하다고 생각한다.

나는 내가 체험한 영적 세계가 아주 제한적이고 일천한 것임을 잘 안다. 그래서 다른 성도들이 경험한 영적 세계와 받은 영적 은사들을 존중하고 지체(枝體)의 도움을 받는 것은 지극히 당연하고 올바른 일이라고 생각한다. 또한 하나님이 나를 사랑하심을 믿고, 내가 하나님을 사랑하는 것을 알고, 그분이 나를 나보다 더 사랑하시는 하늘아버지이심을 믿는다. 그분과의 사랑의 연합 안에서 구하는 아들의 탄원이 어떤 기도 못지않게 능력이 있음도 믿는다.

치유와 관련해서는 『성경』의 총체적인 진리를 믿는다. 『구약성경』을 믿을 뿐만 아니라 『신약성경』을 믿는다. 병 고치는 은사(고전12:9)를 믿을 뿐만 아니라, 병을 고쳐달라는 사도 바울의 간절한 기도를 거절하시며 그것이 더 온전한 것이라고 말씀하신 것도 믿는다(고후12:9). 나는 일반적으로 건강한 것이 하나님의 뜻이라고 생각하지만, 우리를 향한 더 보편적인 하나님의 뜻은 우리가 거룩함에 이르고 그것을 통해서 주님의 영광을 드러내는 것임을 믿는다. 거룩함을 따분하고 매력 없는 종교적인 개념이라 생각할지도 모르겠다. 그러나 C. S. 루이스(Clive Staples Lewis, 옥스퍼드 대학의 교수이자 『나니아 연대기』를 쓴 20세기 영국 문학의 대표 작가)는 "거룩함을 단조롭고 지루한 것이라고 생각하는 사람 중에 거룩함의 실체를 아는 사람은 거의 없다"고 말했다. 거룩함은 인간이 누릴 수 있는 최상의 기쁨이자 성취라고 생각한다.

나는 지금도 겸손히 치유기도를 받고 신유의 은사를 받은 지체의 도움을 받는다. 하지만 치유사역자가 하나님 앞에서 영적으로 더 우월하고 내가 더 열등한 존재라고 생각하지는 않는다. 은사는 그 목적대로 쓰일 때만 진정성이 있는 것이라고 생각한다. 은사는 은사를 받은 자의 영적 능력을 드러내기 위함이 아니라 성도를 세우기 위함인 것을 잘 알고, 그 진리 가운데 거하는 자들의 사역만 진정한 성령의 사역이라고 생각한다.

앤드루 머리(Andrew Murray, 19세기 '남아프리카의 성자'라 불리는 목사이자 저술가)는 "겸손이란 하나님이 전부라는 비전 안에서 자기는 단지 사라지는 것"이라고 말했다. 겸손은 능력이 자신에게서 나오는 것이 아니라 자기를 통해서 나오는 것임을 알고 그렇게 처신하는 것이다. 나는 하나님 앞에서 그러한 겸손의 성품을 가지고 행하는 치유사역을 신뢰하고 기꺼이 도움을 받길 원한다. 그렇지 않을 경우 그것은 하나님에게서 온 것이라기보다는 사단이나 인간 자신에게서 온 모조품이기에 단호히 거부한다. 연약한 사람들을 영적으로 조작하려는 불경건한 자들로부터 자신을 지키는 경성함이 우리 암환자들에게 필요하다.

암 덕분에 누리는
풍성한 삶

　　암 자체를, 암 치료의 다양한 방법의 실과 허를, 하나님께서 암을 주신 목적을 더 온전하게 알아가면서 나는 더 큰 평화와 자유, 여유를 누릴 수 있었다.

　　아둘람에서 생활하면서 나는 고등학교 시절 이후 써본 적이 없는 시와 수필을 쓰기도 했다. 글을 통해 지나온 삶을 반추하고, 묵상한 내용들을 기록했다. 밤이면 망원경으로 별을 자세히 관찰하고, 쏟아지는 별을 보러 아무도 없는 뒤뜰에 나가 밤하늘을 바라보면서 "여호와 우리 주여, 주의 이름이 온 땅에 어찌 그리 아름다운지요, 어찌 그리 아름다운지요. 주의 손가락으로 지으신 주의 하늘과 주가 베풀어주신 달과 별 내가 보오니,

사람이 무엇이관데 주께서 저를 생각하시며 인자가 무엇이관데 저를 권고하시나이까. 여호와 우리 주여, 주의 이름이 온 땅에 어찌 그리 아름다운지요, 어찌 그리 아름다운지요"라고 목청껏 노래를 부르기도 했다.

산과 들로 나가서 나물을 채취하고, 들꽃을 꺾어 와서 집 안 곳곳에 꽃꽂이를 하고, 자연의 아름다운 모습을 렌즈에 담아서 사진을 감상했다. 계절마다 구할 수 있는 재료들을 채취해서 효소를 담그거나, 산머루주·포도주 등을 담그는 재미를 즐겼다.

필요한 식재료를 마련하려고 감자, 고구마, 고추, 호박, 수박, 참외와 각종 채소들을 직접 재배하기도 했다. 농사에 대해서는 어린 시절 어깨너머로 본 것 외에는 아는 것이 거의 없었기 때문에 시행착오도 겪었지만, 그래도 자연과 땅은 너그러워서 충분히 먹고 남을 만큼의 작물을 선물해주었다. 물론 거름을 제대로 주지 않아서 볼품은 없지만, 유기농산물보다 더 좋은 천연의 농작물들을 풍성하게 구할 수 있었다.

처음에는 소출을 많이 얻고자 거름을 많이 주려고 노력했고 벌레들과도 싸웠다. 하지만 점차 잡초와는 땅을 나누고 벌레와는 소출을 나눈다고 생각하자 힘이 덜 들고 산촌에서의 삶도 더 여유로워졌다. 자연에서 저절로 자란 산나물과 생선들을 채취해서 먹기도 하는데 나도 자연에게 일부를 나누면서 사는 것이 도리가 아닌가 하는 생각도 들었다. 그렇게 나는 생산과 이익, 효율 중심의 생각에서 벗어나면서 자신을 들볶지 않게 되었다.

5일장에도 자주 다녔다. 어린 시절에 부모님이 5일장을 다니며 장사를 하셨고, 나도 가끔 따라 다닌 경험이 있어 5일장에 대한 향수와 애착이 남다른 편이다. 또 5일장에는 신선한 산채들이 많이 나오기 때문에 그 매력에 빠져서 자주 5일장을 방문했다. 그곳에서 할머니들에게 필요 이상의 나물과 과일을 구입해서 다 먹지 못하고 버리는 일이 다반사였지만 다음 장날에도 어김없이 듬뿍듬뿍 사곤 했다. 또 창고에서 열심히 목공을 해서 간단한 가구를 만들면서 내 삶을 변화시켜갔다.

이렇듯 아름다움을 고요를 자유와 평화를 사랑을 묵상하고, 인생이라는 캔버스에 직선만이 아니라 곡선도 그려넣는다는 심정으로 살아갔다. 그러자 말기암 선고를 받은 후 공포와 좌절로 내몰리던 내면에 점차 평안이 찾아오고 자유를 누릴 수 있었다.

암에 걸리기 전, 나는 성취 일변도의 삶을 살았다. 하루 24시간이 부족했고 세상이 좁다고 느낄 정도로 많은 곳을 누비고 다녔다. 그러나 암에 걸리고 나서는 안식을 누리며 나 자신과 더 친해지는 느낌이 든다. 비록 예전처럼 활발하게 일하지는 못해서 생산성과 효율은 떨어졌을지 모르겠다. 그러나 성장촉진제와 항생제, 농약으로 범벅이 된 상품화된 제품들이 아니라 질 좋은 자연농의 결과들을 내 삶 속에서 만들어갔고, 내 삶과 사역도 더 성숙해졌다. 그 결과 나름대로 새로운 삶과 일들을 꾸려나갈 역량과 계기들을 만들어갈 수 있었다.

심리적인 안정과 평안하고 고요한 삶, 규칙적인 운동과 건강한 음식 덕분인지 점차 건강도 회복되었다. 몸 상태가 좋아지면서 어느 때는 내가 꾀병을 부리고 있는 것이 아닌가 하는 생각이 들었다. 그래서 암환자라는 사실을 잊어버리고 무리한 일정을 잡아서 일을 하다가 극심한 통증이 되살아나 다시 긴장하기도 했다. 이런 시행착오를 겪으면서 점차 삶은 안정되었고, 지금까지 비교적 평화롭게 지내고 있다.

암에 걸린 초기에 내게 병문안을 오시는 분들은 대개 무슨 말을 하고, 어떤 표정을 지어야 할지 많은 고민을 하고 찾아오시는 것 같았다. 하지만 막상 오셔서는 전혀 암환자 같지 않은 내 모습을 보고 '괜히 걱정했구나' 하며 안도하고, 때론 실소를 짓기도 하신다. 나는 어떤 의미에서는 '은혜 안 되는 암환자'다. 우리 딸은 "아빠가 암환자 같지 않게 굴어서 자꾸 무리하게 되어서 밉다"고 말한다. 환자면 환자답게 병약해 보여야 하는데 전혀 그렇지가 못해서 죄송하다!

많은 분들이 찾아와서 빨리 암이 다 낫기를 염원해주신다. 그러나 나는 그분들의 사랑에는 감사하지만 그분들의 염원에는 별로 동조할 마음이 없다. 왜냐하면 내게 암은 결코 나쁜 것이 아니기 때문이다. 암 덕분에 더 풍성한 삶을 살게 되었고, 더 성숙해졌고, 암과 동행하는 지금이 과거 어느 때보다 더 생산적이기 때문이다. 그런 점에서 나는 행복한 암환자다. 암환자로 지내는 것이 너무 좋아서 어떤 때는 별로 낫고 싶지 않다는 생각이 들기까지 한다. '내 인생에 암이라는 브레이크가 없었다면 얼마나 많은 '과속 스캔들'을 일으키며 살았을까'를 생각하면 암은 내게 더없이 소중한 선물이다.

암을 넘어 암환자들을 돕는 축복을 누리다

그동안 암으로 고생하는 많은 분들이 찾아와서 도움을 요청했다. 그럴 때마다 친절하게 두세 시간 동안 설명을 해드렸지만 그것만으로는 부족했다. 단순하고 생경한 지식과 정보만으로는 암을 극복할 수 없기 때문이다.

각종 수련회나 세미나를 3~4일씩 하는 이유는 가르칠 내용이 많기 때문이기도 하지만, 그 가르침을 삶의 진정한 자양분이 되게 하고 변화의 전기를 마련하는 데 시간이 필요하기 때문이다. 마찬가지로, 단순히 암에 관한 지식을 아는 것으로는 문제를 해결할 수 없다. 그 지식이 매일의 삶에 힘과 생명을 불어넣어줄 수 있을 때만 진정한 자유를 누리고 건강을 회복할 수 있다. 그래서 그런 암환자들을 좀 더 잘 도와드리기 위해서 몇 차례 암 세미나를 개최했다.

처음 암 세미나를 할 때가 생각난다. 참석하신 모든 분들이 암종양 제거 수술을 받은 분들이었다. 나는 수술 흉터를 가리키며 "우리 모두는 몸에 칼 맞은 자국을 지닌 조폭들"이라고 우스갯소리를 했다. 흉측한 수술 자국을 보는 것은 본인에게도 가족에게도 썩 유쾌한 일은 아니다. 그러나 암을 극복하기 위해서는 그런 자신의 몸을 사랑해야 한다.

그런 의미에서 나는 참석하신 분들과 함께 온천을 갔다. 그리고 노천탕에 모여서 큰형님을 뽑는 콘테스트를 했다. 심사위원장을 정하고 한 사람씩 노천탕 중앙을 지나면서 심사위원들 앞에서 멋진 포즈를 취하며 자신의 수술 부위를 보였다. 그 결과 배와 등 부위에 몇 번 수술을 받아서 60cm가 넘는 칼자국을 가지신 분이 일등을 했다. 우리의 큰형님이 되신 것이다. 우리 모두는 알몸으로 일어나서 허리를 90도로 숙이면서 "형님!"이라고 외쳤다. 나는 아쉽게도(!) 2등을 했다. 모두가 같은 처지라서 얼마나 웃었는지 모른다. 이런 과정을 통해서 우리는 자신이 처한 상황을 수용하고 자신을 사랑하는 법을 배워갔다.

암 세미나를 하면서 처음에는 무료로 정성껏 섬겨드렸다. 왜냐하면 '인생의 강도'를 만난 암환자들의 절박함을 이용해서 재물을 모으려는 수많은 사람들과 기관들, 암환자들을 현혹하는 온갖 상품들을 보면서 환멸을 느꼈기 때문이다. 그런데 무료로 하다 보니까 오신다고 해

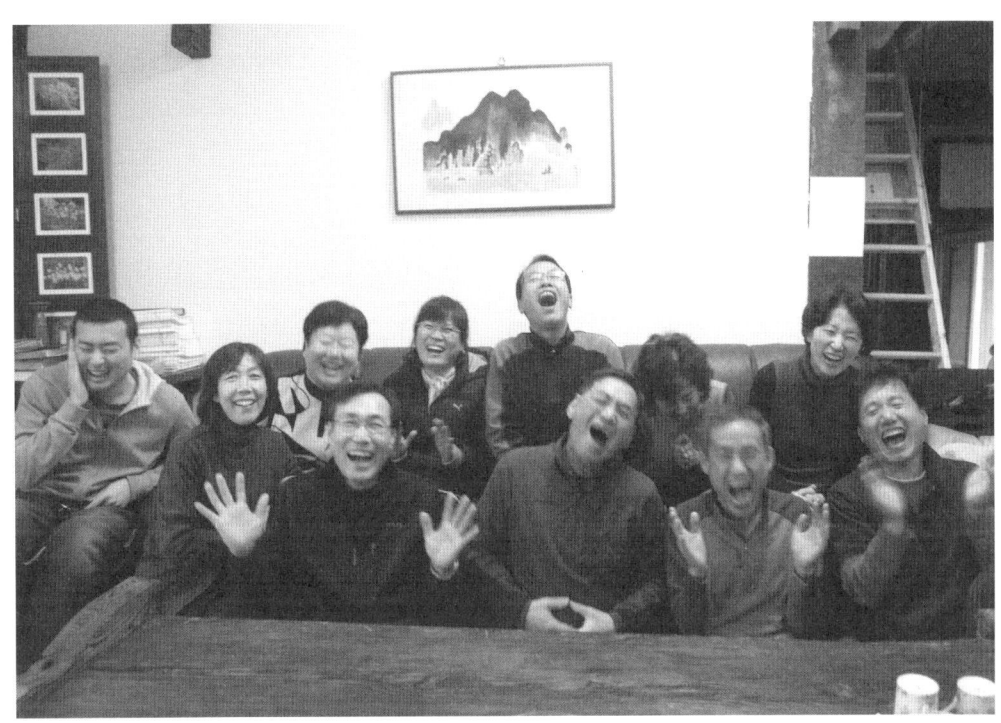

호탕하게 웃는 암 세미나 참석자들

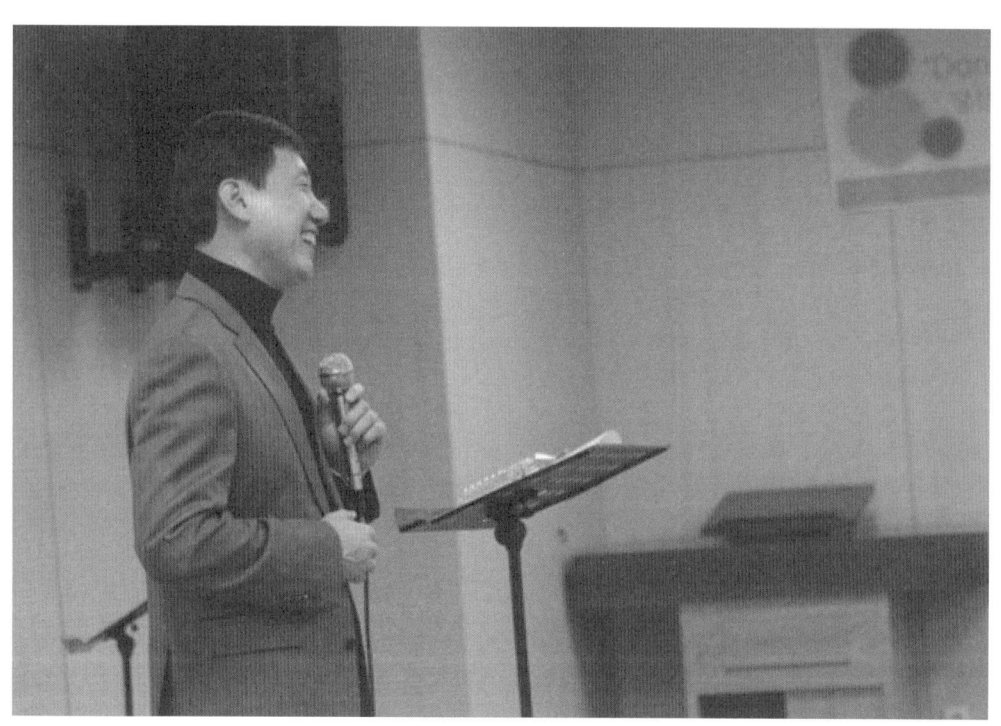
정기적으로 열리는 암 세미나에서 강의하는 저자

놓고 오시지 않는 분들이 생겨났다. 안달을 내며 졸라서 세미나를 하도록 마음을 먹게 한 분들도 세미나 당일에야 전화를 걸어 병원 스케줄 운운하면서 참석하지 못하겠다고 말씀하시곤 했다. 그래서 그런 분들을 이제는 좀 덜 친절하게 대해야겠다는 생각이 든다.

많은 분들이 암 세미나가 끝날 때가 되면 이런 가르침을 생활 속에서 실천할 수 있도록 도와줄 곳을 소개해달라고 요청해왔다. 하지만 아쉽게도 마땅히 추천해줄 좋은 곳이 별로 없었다. 그래서 그분들은 자기 나름대로 요양할 집을 구하든지 아니면 자신들이 적당하다고 생각하는 곳을 선택해서 지냈다. 그러다가 몸이 힘들다는 연락이 와서 몇 번 문병을 갔고, 그러다가 어느 날 문자 메시지로 부음을 받곤 했다.

문상을 갈 때마다 그분들이 암을 극복하도록 좀 더 잘 돕지 못했다는 죄책감을 느꼈다. 그러면서 암환우들이 함께 모여 지내며 암을 극복하고, 더 나아가 궁극적으로 삶의 문제를 극복할 공동체 시설을 세우는 일을 꿈꾸게 되었고 이제 그것을 구체적으로 실현해가고 있다. 또한 체계적으로 암환우들을 돕기 위해 '암환자의 친구들'이란 모임을 만들어서 암환우들을 돕고 있다.

나는 수년 동안 몸이 좋아지기도 하고 나빠지기도 하면서 점차 암을 극복해가는 지금의 상황에 이르렀다. 하지만 암 덕분에 더 아름답고 풍성한 삶을 살고 있기에 암환자로 지내는 것이 불행하지도 암을 완전히 극복하지 못할까 불안하지도 않다. 왜냐하면 암과 동행하는 시간을 풍성하게 지내고, 올바른 로드맵에 따라 암과 동행하다 보면 암이 내게 자연히 순복할 것이라 확신하기 때문이다. 또한 암을 극복하는 전 과정을 거치며 내가 그토록 바라고 원했던 하나님의 사람으로 나 자신이 성숙해갈 것을 소망하기 때문이다.

암과 동행하는 모든 분들에게 평화가 임하고, 그분들이 진리가 주는 자유를 누리고, 더 나은 목적을 추구하며 살길 소망한다.

2장

암과 동행하며 품게 된 의문들

값비싼 대가를 치르고 얻은
값진 대답들

지난 6년여 동안 암과 동행하면서 겪은 경험들 때문인지 현재 이루어지고 있는 암 치료 방식에 대한 의문이 꼬리에 꼬리를 물었다. 그중에서 특히 현대서양의학이 암을 다루는 방식에 대해 많은 생각을 했다.

가장 먼저 든 의문은 '암을 치료하는 데 왜 암의 주인인 내가 할 일은 별로 없고, 단지 의사의 지시에 무조건 따라야 하는가?'였다. '그러한 상황이 심리적 무력감을 느끼게 하여 오히려 암을 극복하기 어렵게 만드는 것은 아닐까?', '모든 의사의 능력과 인격을 전적으로 신뢰할 수 있을까?' 하는 의문도 이어졌다. 내가 만난 의사 중에는 환자에게 일방적으로 지시를 내리고 환자가 그것에 의문을 보이면 "의사를 뭐로 아느냐"며 화를 내는 사람도 있었다. 그런데 그런 의사일수록 결과에 책임을 느끼지 않는 것 같아 마음이 상하기도 했다(물론 내가 모든 의사를 만나본 것은 아니고, 내 주위에는 환자를 위해서 기꺼이 자기를 희생하는 좋은 의사들도 많기 때문에 모든 의사들이 다 그러하다고 말할 수는 없다).

하지만 그런 의사들에게 반감을 가지는 것만으로는 문제를 해결할 수 없다는 걸 깨닫고부터는 '어떻게 하면 암을 올바르게 극복할 수 있을까?', '가장 올바르고 효과적인 대안은 무엇일까?'를 골몰히 생각하고 몇몇 의사들과도 의견을 나눴다. 그러나 불행하게도 내가 암 치료를 하는 초기에는 그러한 의문을 속 시원히 풀어줄 답을 찾지 못해 답답한 시간들을 보냈다. 그런 무지가 불안을 가중시켜 심한 심리적·육체적 고통을 겪었고, 방향성 없이 암을 치료하느라 값비싼 대가를 지불해야 했다.

그러나 최근 들어서는 암 치료에 대한 여유와 경험과 지식이 생기면서 오히려 좋은 의사들을 만나는 축복을 누리고 있다.

- 과연 현대서양의학이 암을 다루는 세계관은 올바른 것이며, 그 진단과 처방은 무조건 믿어도 될 만한가?
- 내가 지금 암을 다루는 태도와 방법은 올바른 것인가?
- 암을 극복하기 위한 올바른 로드맵은 무엇인가?
- 암을 극복하기 위해서 어떤 수단들을 쓸 수 있는가?
- 암을 극복하려면 어떤 시도를 하는 것이 가장 적절할까?

지금도 이러한 의문들을 풀어줄 완벽한 해답을 얻은 것은 아니지만, 적어도 답답해하면서 어떻게 해야 할지 몰라 하는 상황은 벗어났다. 그뿐인가! 나와 같은 경험을 하고 울분을 느끼는 분들에게 도움이 되는 말을 할 수 있게 되었다.

요즘도 암 세미나를 진행하면서 다양한 암환우들을 만난다. 그들 중에는 지금도 병원과 의사에 대해 울분을 토로하는 분들이 많다. 얘기를 듣다 보면 내가 암 치료 초기에 겪은 것과 비슷한 아픈 경험들이 봇물 터지듯 쏟아져 나온다. 그런 분들을 볼 때마다 내가 먼저 경험하고 느끼고 의문을 품고 올바른 답을 얻기 위해 탐색한 것에 감사한다.

나는 왜
암에 걸렸나?

　사람들은 저마다 자기만의 창을 가지고 있으며, 그 창을 통해 세상을 들여다본다. 그 창의 모양이 어떠하고 어떤 재질로 만들어졌느냐에 따라 같은 사물도 달리 인식된다.
　나는 비즈니스 선교사, 즉 비즈너리로서 비즈니스와 신앙인의 창을 통해 암을 바라본다. 그러한 창으로 바라보면 암은 '내 몸의 세포가 파업을 한 것'이다. 현실 세계 어디에도 구성원들 모두가 100% 만족하는 조직은 없다. 교회와 같은 비영리 조직에도 교인들과 활발히 교류하는 사람이 있는가 하면 말없이 떠나는 사람들도 있다. 이는 자연스런 현상으로, 그것 자체가 큰 문제가 되지는 않으며 오히려 자유로움의 반증이 될 수도 있다. 그러나 그런 조직에 만족하지 못하는 사람들이 모여서 노조를 결성하고 더 나아가 파업을 벌이면 문제가 된다.

암은 우리 몸의 세포가 파업을 한 것

원래 우리가 모태에서 형성될 때는 기이하고 놀랍게 창조되었다(시편 139편). 우리 몸의 세포는 우리에게 봉사를 하도록 완벽하게 창조되었으며, 일정 기간이 지나면 스스로 소멸하는 시스템이 내장되어 있다. 그런데 어떤 세포는 그 자살 시스템을 따르지 않고 무한 증식을 해나간다. 왜 세포는 완벽하게 창조된 자살 시스템을 따르지 않고 암세포로 무한증식을 하는 것일까? 그것은 세포가 그렇게 할 수밖에 없는 상황에 처해 어쩔 수 없이 그러한 선택을 한 것이라고 생각할 수 있다. 즉 세포가 더는 견디기 힘들어 파업을 일으켰다고 이해할 수 있겠다.

세포의 파업, 누구의 잘못일까

기업에서 노동자들이 파업을 하는 데는 다양한 이유가 있다. 가장 큰 이유는 현재의 근로 조건이 불만족스러워 변화를 열망하는데 그것이 정상적인 방법으로 잘 이루어지지 않기 때문이다. 이 경우 파업의 귀책사

유가 노조 혹은 회사에 있다고 단정하기는 쉽지 않다. 사용자 측의 잘못 때문일 수도 있지만, 때로는 노조 측의 잘못으로 파업이 일어날 수도 있기 때문이다.

그런데 우리 몸의 세포가 파업을 한 경우에는 누구의 잘못이 클까? 우리 몸의 세포는 그릇된 의식화 과정을 거치거나 권위에 반감을 가질 기회가 없었다. 원래 우리 몸에 잘 봉사하도록 창조되었고 그릇된 의식화 과정을 거친 적이 없는 세포가 파업에 들어간 것은 명백하게 사측, 즉 암환자 자신의 잘못이라고 할 수 있다. 물론 암환자 본인에게 모든 책임이 있다고 말할 수는 없지만 세포의 입장에서 보면 어쨌든 몸을 운영하는 주체인 환자 자신의 잘못이라고 할 수 있겠다.

왜 세포는 파업을 선택했을까

"욕심이 잉태한즉 죄를 낳고 죄가 장성한즉 사망에 이르느니라(약 1:15)"라고 『성경』은 말한다. 이 말을 암환자에게 그대로 적용해서 서술해보면 '욕심이 잉태한즉 암종양이 생기고, 암종양이 자라서 다발성 전이가 이루어진즉 사망에 이르느니라'라고 할 수 있겠다.

그러면 욕심은 무엇인가? 물론 더 많은 설명을 할 수도 있겠지만 단순하게 "정상적인 상태를 넘어서는 과도한 욕구 추구"라고 정의를 내릴 수 있겠다. 정상적인 범위를 넘어서 과도하게 욕구를 추구하며 살아온 결과 암종양이 생기고 그 암종양이 계속 성장하게 방치하면 죽음에 이르게 된다는 것이다.

암이란 그 사람의 '존재의 인대'가 늘어나거나 끊어진 상태라고 생각해볼 수 있다. 운동을 할 때 근육을 무리하게 사용하거나 충돌 등과 같은 사고를 당하면 인대가 늘어나거나 끊어질 수 있다. 그러면 수술을 한 다음 석고로 그 부위를 고정시켜서 원상회복이 될 때까지 기다리는 수밖에 없다. 그런데 육체적인 근육이 아니라 존재의 인대가 손상을 입으면 암과 같은 육체 질환이나 우울증과 같은 정신 질환으로 드러나는 것이 아닌가 생각한다.

그러면 어떤 과도함이 그렇게 만드는 것일까? 이 문제는 어떤 사람들이 암에 잘 걸리는지를 생각하면 의외로 간단히 해결된다. 폭음과 폭식, 과도한 흡연을 하고 무절제한 생활을 한 사람들이 암에 걸리는 것은 당연하다고 할 수 있기에 별다른 설명을 하지 않겠다. 그런 무절제한 삶을 산 사람들 이외에 어떤 사람들이 주로 암에 걸릴까? 바로 욕심이 지나친 사람이라고 할 수 있다. 다른 사람들에게 지나치게 착하게 보이려는 사람, 지나치게 완벽주의적인 삶을 살아온 사람, 지나치게 성취 중심적으로 살아온 사람들이 암에 잘 걸린다. 이들의 공통점은 본인의 능력보다 지나치게 살려고 했다는 점이다. 나는 그동안 성취 일변도의 삶을 살며 능력도 없으면서 완벽주의를 추구해왔고, 그 과정에서 많은 스트레스를 받아온 것이 암의 원인이 되지 않았나 하는 생각을 한다. 과도함이 육체적·심리적·사회적으로 극도의 스트레스를 유발해 세포의 근로 환경을 열악하게 만들고, 세포는 육체적·정신적 휴가 없이 복리후생이 엉망인 몸에서 일만 하다가 결국 노조를 결성하고 파업을 하기에 이른 것이 아닐까?

우리 몸에서 암세포는 늘 생길 수 있고 건강한 사람들에게도 암세포가 생긴다. 그러나 이 암세포가 노조를 결성하고 조직적인 파업을 일으키면 문제가 심각해진다. 암환자 자신이 이러한 세포의 조직적인 저항을 어떻게 해결할 것인지가 암 극복의 관건이다.

이러한 문제는 하루 이틀 사이에 이루어진 일이 아니다. 그런 점에서 암은 급성질환이 아니라 만성질환이라고 할 수 있다. 그런데 공포로 인한 조급함과 무엇이든지 해결할 수 있다는 천진난만한 맹신이 만성질환을 급성질환으로 만드는 것 같다. 그러므로 조급하게 문제를 해결하려고 할 것이 아니라 점진적이고 근본적으로 문제를 해결해야 한다.

암, 국부 질환인가
전신 질환인가?

　암에 걸렸다고 하면 사람들은 무슨 암이냐고 묻는다. 그것은 암이 국부 질환이라는 전제에서 하는 질문이라고 할 수 있다. 그러면 암은 국부 질환일까, 전신 질환일까?

　암이 인체의 특정 부위에서 발생한다는 점에서는 국부 질환이라고 할 수 있다. 그래서 암 검진을 할 때는 특정 부위를 CT나 MRI로 찍어서 암의 크기와 형태를 파악한다. 또한 혈액검사도 하는데, 그것은 암이 전신 질환이라는 전제에서 하는 검사일 것이다.

　치료를 할 때는 어떠한가? 국부에서 발생한 암종양을 제거하는 수술이나 그곳을 중심으로 방사선 치료를 하는 것을 보면 암은 국부 질환이다. 그러나 암이 혈액이나 림프를 따라서 전이될 조짐이 보이거나 실제로 전이되면 항암제를 투여하는데, 그것은 암이 전신 질환이라는 관점에서 행하는 처치라고 할 수 있겠다.

항암제 치료를 할 경우 암의 발생 부위와 암세포의 종류에 따라 항암제가 잘 듣는 암이 있고 항암제가 전혀 듣지 않는 암도 있다고 한다. 이것을 보면 암종양에 대한 이해는 분석적이고 국부적으로 하지만 처치를 할 때는 전신 처방을 하는 셈이다.

결국 암은 신체의 일정 부위에 발생한다는 점에서는 국부 질환이지만, 몸 전체의 상태에 따라 발병하고 온몸에 영향을 미친다는 점에서는 전신 질환이라고 할 수 있다. 그런 양면적인 관점으로 암을 바라볼 때 좀 더 효과적으로 암에 대처할 수 있다.

암환자인 우리에게 부분과 전체의 관계, 그리고 그 관계에 대한 올바른 이해가 필요해 보인다. 유능한 CEO가 되려면 회사 경영에 관심을 집중하면서 거시경제의 변화도 주시해야 하는 것처럼, 암을 잘 다스리려면 국부에 발생한 암종양에 잘 대처하고 더불어 몸 전체의 면역 시스템을 강화해서 암종양을 이길 수 있도록 노력해야겠다.

암, 조기발견이 능사일까?

    각종 의료 기관들은 암 조기진단의 필요성을 강조한다. 자궁경부암·대장암·유방암·간암·위암·임파선암·피부암 등은 조기발견이 매우 중요하며, 일찍 발견하면 할수록 그만큼 생존율을 높일 수 있다고 말한다.

    조기에 발견하면 암으로 인한 사망률이 떨어지는 것은 사실이다. 암과 같은 중병을 비롯해 세상 모든 일이 일찍 발견해서 조치를 취하면 그만큼 해결하기 쉬워지는 것은 당연한 이치다. 그러면 조기에 발견하지 않고 그냥 둔다면 어떻게 될까? 검진을 받지 않고 그저 삶의 방식을 건강하게 바꾼다면? 조기에 발견을 하지 않으면 언젠가는 심각한 암환자가 되어 죽음을 맞이하게 될까?

사실 조기검진은 좋은 것이다. 그러나 검진 결과를 받아들이고 치료 방법을 선택할 때는 좀 더 사려 깊어야 한다. 왜냐하면 조기검진을 통해서 많은 사람들이 암에 대한 공포를 갖게 되고, 조기에 암환자가 되고, 치료하는 과정에서 더 오랜 시간 고통을 겪을 수도 있기 때문이다. 게다가 암환자로 판명되지 않았다면 수년을 기분 좋게 살 사람들이 암환자라는 꼬리표를 달게 되고, 암 치료라는 구실로 장기를 절제당하고 각종 부작용이 심한 치료를 받느라 고생하는 일도 생긴다. 그 과정에서 치러야 하는 정신적·경제적 비용은 누가 보상할 것인가? 결국 조기검진을 통해 암환자로 판정받고 난 이후의 삶의 질은 물론 좋아질 수도 있지만, 대부분은 나빠진다.

암을 조기에 발견하는 것은 좋은 일이지만, 그것이 능사가 아니라는 점을 강조하고 싶다. 왜냐하면 현대서양의학은 환자의 생명을 연장하는 것을 최고의 목표로 추구하지만, 정작 환자 본인은 삶의 질이 유지되는 생명 연장을 더 바라기 때문이다. 그러기 위해서는 암의 조기 발견뿐만 아니라 암을 예방하는 대책과 암을 올바르게 이해하고 극복하는 지침들이 필요한데, 과연 지금의 병원에서는 그런 역할을 하고 있는지 생각해 볼 필요가 있다.

"5년 생존율이 높아졌다"는 말의 의미는?

　암환자에게는 의학적으로 '완치'란 표현을 사용하지 않는다. 암 발병 이후 5년간 생존하면 "암이 관해됐다"(일시적이건 영속적이건 자·타각 증상이 감소한 상태)고 하는데 이를 '완치'라고 표현할 뿐이다. 여기서 5년이란 시간은 특별한 의미가 있는 것은 아니고 의사들이 암환자 치료를 위해 잡은 임의의 연한이다. 그런데 우리 암환자들은 5년이라는 시간을 완치의 기준으로 삼아 집착하는 경향이 있는 것 같다.
　그런데 하필이면 왜 5년일까? 그 이유는 현대서양의학계에서는 암환자가 5년 살았으면 기존의 암세포는 대부분 사라지고 암종양을 극복하는 면역체계도 갖추었다고 보기 때문이다. 물론 다시 암종양이 생길 수도 있는데, 그것은 또 다른 암이 생겼다고 판단한다.

이 부분에서 의문이 생겼다. 암을 치유하더라도 사람은 언젠가는 죽는데, 발병 후 5년을 더 살았다고 해서 '치료되었다'고 말할 수 있는 것일까? 혹시 의료계는 '암에 걸리고도 5년을 더 살았다면 살 만큼 산 것이 아닌가' 하고 생각하는 것일까? 아무리 생각해도 명확한 답이 떠오르지 않는다.

또 다른 의문도 일었다. 얼마 전 뉴스를 통해 "암환자의 5년 생존율이 점차 높아졌다"는 보도가 나왔는데, 이 통계는 믿을 만한 것일까? 의료계에서는 암의 종류에 따라서 "1기, 2기 암환자의 경우 의미 있는 정도로 생존율이 높아졌다"는 데이터를 제시한다. 그러나 그 데이터의 이면을 들여다보면 그리 반길 만한 소식이 아님을 알 수 있다.

자세히 말하면, 과거에는 대부분 3기, 4기가 되어서야 암환자로 판정하고 치료에 들어갔지만 이제는 조기검진을 통해서 1기와 2기 환자들도 암환자로 분류하고 이때부터 치료를 시작한다. 이 암환자들을 모두 합쳐서 계산할 경우 5년 생존율이 높아지는 것은 당연한 결과라고 할 수 있다. 통계적으로 명확히 "5년 생존율이 높아졌다"고 말할 수 있으려면 병기별, 암 종류별로 5년 생존율이 얼마나 높아졌는지, 통계적 유의성은 있는지, 그 비교치는 무엇인지 등을 면밀하게 고려해보아야 하는데 그 절차를 거치지 않아 이 말을 100% 신뢰하기 어렵다는 것이 나의 결론이다.

이 주제로 의사들과 이야기를 나눈 적이 있다. 의사의 주장에 내가 반론을 제기하는 식으로 대화가 진행됐는데, 속 시원한 대답을 들을 수는 없었다.

의사 3기, 4기 암환자들은 병원 치료를 받으면 치료를 받지 않을 때보다 평균 2개월 정도 생명을 연장할 수 있습니다.

나 그러면 평균 두 달을 더 살게 하기 위해서 항암 치료 등 그 난리를 피우는 건가요?

의사 평균 두 달이지, 그중에는 1년도 더 사는 사람이 있어요.

나 그건 한 달도 살지 못하는 사람도 많다는 의미 아닌가요?

대화하는 내내 현대서양의학은 암 치료에 있어서 어쩌면 목표가 목적을 배신하는 행위를 하고 있는 건 아닌가 하는 생각이 들었다. 고작 두 달 더 살려고 엄청난 고통이 뒤따르는 암 치료를 받는 환자는 없을 것이다. 실제로 암환자들은 치료 과정에서 행복도 건강도 빼앗기고, 극심한 고통과 비인격적인 무력감에 시달린다. 환자뿐만 아니라 가족들 역시 마음고생에 엄청난 경제적 부담까지 떠안는다. 이처럼 현대서양의학이 추구하는 '생명 연장'이라는 목표는 환자가 추구하는 '행복하게 오래 사는 삶'이라는 목적과 배치된다는 생각이 더욱 확고해졌다.

적어도 이 책의 독자들만큼은 "5년 생존율이 높아지고 암을 극복하는 것이 한결 쉬워졌다"는 말만 믿고 안이하게 암을 대하는 일이 없으면 좋겠다. 삶의 질이라는 관점에서 보면 "더 나아졌다"는 의료계의 평가가 반드시 유효하지 않을 수도 있기 때문이다.

병원의 치료 시스템,
과연 암 치료에 적절한가?

일반적으로 암환자가 암을 극복하지 못하고 실패하는 원인은 일곱 가지로 정리해볼 수 있다.

- 암환자라는 진단, 그것도 말기라는 진단을 받고 나면 스스로 죽음의 공포에 사로잡혀서 생명력을 잃기 때문이다.
- 암에 대해 무지해서 올바른 관점과 방법으로 대처하지 못하기 때문이다.
- 다양한 이유로 면역력이 떨어져서 몸이 암을 이겨내지 못하기 때문이다.

- 암환자가 되고 나서 인생의 기회가 사라져버린 것 같은 상실감을 느끼기 때문이다.
- 항암 치료 등으로 식욕부진을 겪고, 소화·흡수장애 등으로 영양실조에 걸리기 때문이다.
- 암환자가 되고 나서 겪는 다양한 스트레스와 압박감 때문이다.
- '고통스러운 암 투병을 하면서까지 살아야 할 이유가 있나' 하는 삶의 무상함을 느끼기 때문이다.

이렇게 되는 데는 병원의 시스템도 한몫을 한다.

공장형 시스템으로 생명을 다루는 병원들

현대에 와서 환자들은 몸 어딘가가 아프면 어김없이 병원으로 가 진료를 받게 되었다. 익숙함에서 벗어나 잠시 병원에서 이루어지는 진료 방식을 곰곰이 생각해보자. 의사에게 어디가 아픈지 말하면 의사는 간단히 질문을 한 다음 컴퓨터에 뭔가를 입력하고 처방전을 준다. 증상을 파악하고 그 증상을 해소할 수 있는 약을 처방하는 데 걸리는 시간은 불과 3~5분이다. 암환자라고 해서 병원은 특별히 다른 시스템으로 대하지 않는다.

병원의 치료 시스템은 공장의 이동식 벨트 시스템과 유사하다. 공장의 이동식 벨트 시스템은 생산성을 높이기 위해 발전한 것인데, 생명을 다루는 병원도 마찬가지 시스템으로 운영되고 있는 것이다.

공장형 시스템은 거의 전 산업분야에 적용되고 있으며, 그 부작용은 고스란히 인간에게 돌아오고 있다. 시스템이 진정으로 효과적인지 아닌지를 판가름하려면 관련된 모든 변수를 종합적으로 고려해야 하는데, 공장은 오로지 생산성과 이익을 최대한 높이는 방식으로만 운영되기 때문이다. 그 영향으로 우리는 영양소가 파괴된 위험한 먹을거리를 먹고, 가축들은 구제역의 공포에 떠는 등 엄청난 사회적 비용을 지불하고 있다.

그러면 공장형 시스템을 도입한 병원에서는 어떤 일이 벌어지고 있을까? 가장 큰 문제점은 환자들이 수동적이 되어가고 있다는 것이다.

암이 발병하는 데는 유전적 요인, 생활습관적 요인, 환경적 요인 등 다양한 요인이 영향을 미친다. 그래서 암이 생긴 것이 순전히 암환자의 잘못 때문이라고만 단언할 수는 없다. 암을 일으키는 요인 중에는 암환자 자신이 선택한 요인도 있지만, 본인이 통제할 수 없었거나 깨닫지 못한 요인들도 많기 때문이다. 그러나 원인이야 어찌 됐든 암종양이 환자의 몸에서 생성되고 자라서 생명을 위협하는 것은 부인할 수 없는 사실이다. 그러므로 암환자는 선택의 여지가 없다. 암을 이겨내려면 암을 극복하는 방법을 찾아야 하고 바람직한 생활방식을 배워가야 한다. 그런데 병원에 가면 암환자는 수동적으로 의사의 처분에 따르고 그들이 만들어주는 결과에 승복할 수밖에 없다. 이동식 벨트에 가만히 앉아서 상품의 형태를 갖춰가는 물건과 다르지 않다.

암환자였던 의학자 다비드 세르방슈레베르(David Servan-Schreiber) 박사는 『항암-우리 몸의 자연방어체계를 이용한 암 예방과 치유』에서 이렇게 말한다.

"의사들은 대부분의 현대서양의학적 치료 방식 외의 다른 접근 방식은 무조건 거부하려고 한다. 그러나 그런 태도는 환자에게서 스스로 몸을 돌볼 수 있는 능력을 빼앗아 의학의 테두리 안에 가두어버린다. 마치 암에 걸리기 전과 후에 적극적으로 암에 맞서 싸울 방법은 아무것도 없다는 태도이다. 그런 수동적 태도를 권장하는 것이 절망의 문화를 낳는다."

이런 절망의 문화가 암환자를 더 고통스럽게 만들고 좌절하게 만든다. 실제로 병원, 즉 현대서양의학계에서는 암을 예방하는 방법을 특별히 가르쳐주지 않는다. 암의 원인을 현대서양의학이 신봉하는 과학적 방법으로 규명할 수 없기 때문이리라. 그러나 암의 원인을 규명하기도 전에 너무 많은 사람들이 암으로 인해 고통을 받으며 죽어간다는 것이 문제다. 암환자가 삶의 주체로서 주도성을 가지고, 진리가 주는 자유를 누리며 살 수 있는 방법은 없는 것일까?

권력만 행사하고 책임은 지지 않는 병원과 의사들

권력은 의존도에 비례한다. 누가 누구에게 얼마나 의존하는지가 권력의 향배를 결정한다. 그러면 병원과 의사, 환자의 권력 관계는 어떠할까?

대개 병원과 의사들은 환자가 스스로 생명의 활력을 이용해서 병을 극복하게 만들기보다는 철저히 자신들에게 의존하도록 시스템을 만들고, 그 시스템을 따를 것을 요구한다. 그것이 환자를 잘 보살펴서 치유를 돕기 위함인지, 아니면 환자들을 자신의 통제 안에 둠으로써 다른 변수들을 완벽하게 차단한 채 손쉽게 의료 행위를 하기 위함인지 생각해볼 필요가 있다. 내 경험상, 후자일 확률이 높다.

의사라면 환자에게 다양한 치료 대안을 소개하고 치료 방법은 환자 본인이 선택하도록 조언하면서 환자의 입장을 최대한 고려하며 치료를 도와야 한다고 생각하는데, 현실은 의사가 한두 가지 대안을 제시하고 그중에서 선택하라고 하는 경우가 대부분이다. 그러면 다른 대안을 탐색할 정신적·경제적 여유가 없고 정보도 부족한 환자들은 의사가 권하는 치료법을 선택할 수밖에 없다.

물론 모든 의사와 병원이 다 그런 것은 아니다. 환자를 존중하고 배려하며 치료를 하는 좋은 의사들도 많다. 그러나 때로 의사들은 치료에 대한 권력을 행사하고 치료 결과에 대해서는 책임 지지 않으려는 것처럼 보인다.

진단은 병원에서 하되,
치료는 삶의 질을 높이는 방법을 선택하라

지난 6년여 동안 암환자로 지내면서 다른 누구에게 의존하기보다 주도적으로 암을 치유하려고 노력해왔다. 그러면서 주도적으로 암을 극복하려고 노력할수록 암을 극복할 역량이 커진다는 사실을 실감했다.

나는 현대서양의학, 한의학, 대체의학 등 여러 의학 분야의 장점들만 골라서 암 극복에 적용해왔다. 현대서양의학의 가장 큰 장점은 진단에 있는 것 같다. 그것은 분석적인 역량이 잘 발달된 서구 문화에서 기인한 것으로 보인다. 그래서 현재 내 몸 상태가 어떠한지를 파악하려면 현대서양의학적 진단을 받는 것이 좋다고 생각한다. 그러나 암 치료법은 현대서양의학의 방법만이 효과적이라고 말할 수는 없을 것 같다. 왜냐하면 현대서양의학의 암 치료법은 환자의 삶의 질을 떨어뜨리는 방향으로 발전되어 실행되고 있기 때문이다.

건강한 사람의 몸에도 암세포는 생길 수 있고 실제로 생기기도 한다. 그것 자체가 심각한 문제는 아니다. 그러나 암세포가 마치 노동자들이 파업을 하듯 서로 결집하고 연대를 결성해 무한 증식을 하면 문제는 심각해진다. 그러한 상황에 처하면 많은 사람들이 병원이 마련한 치료법에 순응하며 암세포가 몸에서 사라지기만을 바란다. 그런데 그 치료법이 암 종양의 원인과 요구 사항을 반영하지 못한 대응이라면?

보통 우리가 가는 병원에서는 현대서양의학의 관점에서 모든 질병을 분석하고 치료한다. 암도 마찬가지다. 암을 일으킨 원인과 환자의 삶의 질을 고려하지 않은 채 그저 수술과 방사선 치료와 항암요법을 통해서 암종양을 제거하는 데만 집중한다. 그리고 암환자들은 대부분 그에 수반되는 고통을 견디며 아주 힘들게 하루하루를 살아가게 된다. 그 고통은 암이라는 질병 자체에서 비롯된 것도 있겠지만, 암환자 자신이 전적으로 병원에 의지함으로써 가중된 점도 있다고 생각한다.

현대서양의학의 암 치료법은 소통이 원활하지 않은 노사 관계보다 더 일방적이어서 파괴적인 결과를 낳는다. 2009년에 큰 이슈가 된 용산참사나 쌍용자동차 파업 사건도 사전에 대화를 통해 문제를 해결하려는 노력을 했으나 타협을 보지 못해 낳은 결과이다. 하지만 현대서양의학의 암 치료법은 한 술 더 떠서 암종양과 어떤 대화도 시도하지 않는다. 그 결과 용산참사보다 심각한 결과를 암환자에게 짐 지운다.

또한 현대서양의학은 정작 환자가 삶의 질을 높이고자 그 외의 방법을 시도하려고 하면 대부분 불법이라고 규정하고 의료보험 적용을 받지 못하게 막거나, 자신만이 올바르고 과학적인 방법이라고 주장하며 합법적으로 이뤄지는 한의학과 대체의학을 폄하해 환자들이 바른 시각을 갖는 것을 방해한다.

이런 사고방식은 '이것 아니면 저것'이라는 생각, 즉 '선과 악', '아름다움과 추함'과 같이 하나를 택하고 다른 하나는 자동적으로 배제하는 서구인들의 가치관에서 비롯된 것일 뿐 반드시 올바른 생각은 아니다. 의사 입장에서는 모든 변수를 통제한 상태에서 치료 방법을 실행하는 게 좋을 수 있다. 하지만 그 결과에는 책임을 지지 않으면서 다양하고 유효한 대안들을 아예 고려조차 하지 않는 것이 과연 옳은 일일까? 물론 통합의학이라는 이름으로 대체의학을 받아들이려는 움직임이 의학계에 불고 있지만 아주 제한적이다. 지금의 의료 행위가 누구를 위한 것인지 의료계 스스로 되돌아보길 바랄 뿐이다.

어떤 창으로 질병을 바라보고 치료해야 하는가?

질병의 원인을 바라보는 관점과 그것을 해결하기 위한 처방은 각 문화권마다 다르다. 데럴 화이트먼(Darrel Whiteman) 박사는 미국 해외선교 연구센터(OMSC)에서 강의하면서 "각 문명권마다 질병의 원인을 파악하고 치료하는 관점이 다른데 그 이유는 각 종족마다 세상을 바라보는 관점이 다르기 때문이다. 또 그러한 인식과 방법들이 그 문화권 내에서 나름대로 효험이 있었기 때문"이라고 했다.

앞에서 언급했듯이 현대서양의학의 치료법은 한계가 분명하다. 그렇다면 암과 동행하는 우리에게는 어떤 세계관에 근거한 치료법이 필요한 것일까? 다음 표를 보자.

어느 관점이 질병을 이해하는 데 더 적절해 보이는가?

문화권	질병의 원인	질병 치료법
북미와 유럽(서구)	바이러스 감염, 세포의 돌연변이	약물치료, 수술
다니족(인도 남부)	혼의 상실	영혼을 다시 불러들임
아프리카	악한 영	축귀/의식 또는 기도
멜라네시아 (남태평양에 있는 군도)	깨진 관계	화해/의식

　북미와 유럽, 흔히 서구라고 불리는 곳에서는 질병의 원인을 '바이러스 감염'이나 '세포의 돌연변이' 등으로 보고 그것을 치료하기 위해서 약물을 사용하거나 수술을 한다. 아프리카에서는 질병의 원인을 '악한 영'의 작용으로 보고 악한 영을 쫓아내거나 달래는 의식을 올림으로써 치유를 시도한다. 인도 남부의 다니족은 질병의 원인을 '혼의 상실'로 보고 혼을 불러들이는 의식을 올려서 치유를 시도한다. 남태평양의 약 180도 경선에 연이어 있는 섬인 멜라네시아에서는 질병의 원인을 '깨진 관계'로 보고 그 관계를 회복시키는 화해를 하거나 의식을 올림으로써 질병을 치료한다. 이러한 세계관은 그 문화권 안에서 나름대로 효과가 있었기 때문에 생성, 유지되었다고 볼 수 있다.

　오랜 세월 동안 유지된 세계관은 좀처럼 바뀌지 않는 특성이 있다. 아프리카에서 사역하던 한 미국인 선교사의 이야기를 들어보자.

그는 아프리카 원주민들에게 "병에 걸리는 것은 바이러스 감염 때문"이라고 열심히 설명했다. 하지만 아프리카 사람들은 악한 영 때문에 병에 걸린다는 자신들의 생각을 바꾸려 하지 않았다. 그래서 미국인 선교사는 아프리카 원주민들을 깨우쳐주기 위해서 휴가차 미국에 다녀가면서 고성능 현미경을 사가지고 갔다.

그는 아프리카에 도착하자마자 현미경을 설치하고 환자의 침을 가져다가 관찰대에 올렸다. 그리고 침 속에 있는 바이러스를 잘 볼 수 있게 현미경을 조절한 다음 아프리카 원주민에게 현미경 속을 들여다보라고 했다. 그러면서 당당하게 설명했다.

"여기를 보세요. 저것이 바로 바이러스라는 것입니다. 당신들이 아픈 것은 악한 영 때문이 아니라 바이러스 감염 때문입니다."

그 말에 한참 현미경을 들여다보던 원주민이 이렇게 말했다.

"아, 악한 영이 저렇게 생겼구나."

이처럼 사람들은 자기의 세계관을 바꾸기보다는 강화시키는 방향으로 생각한다. 사실 현미경으로 본 것은 바이러스이기도 하고 악한 영이기도 하다. 그것은 어떤 관점, 어떤 범주로 사물을 보고 이해하느냐에 따라 달라지는 것이지 절대적으로 어느 것이 옳거나 그르다고 말할 수 없는 것이다.

그러면 암을 다루는 데는 어느 세계관이 더 큰 도움을 줄까?

멜라네시아인의 세계관에서 발견한 암 극복의 힌트

나는 암과 동행하면서 '이러다가 죽겠구나' 하는 생각이 들 정도로 심각한 상태까지 가기도 했다. 또 어떤 때는 '내가 암환자가 맞나?' 하는 생각이 들 정도로 컨디션이 좋을 때도 있었다. 이런 과정을 여러 차례 반복하면서 "곤고할 때는 생각하라"는 말씀을 떠올리며 '암을 다루는 올바른 관점은 무엇일까?' 하는 생각을 심각하게 해보았다. 그것은 단순히 지적인 호기심이 아니라 살아남기 위한 치열한 의문이었다.

그 결과 암의 원인을 세포의 돌연변이와 바이러스 감염에서 찾는 서구식 관점보다는 깨진 관계에서 그 원인을 찾는 멜라네시아 사람들의 세계관이 더 적절하겠다는 생각을 했다.

● **대립적·분석적·정복적인 서구적 세계관**

서구인들은 대립적이고 분석적이고 정복적인 관점으로 세상을 바라본다. 국제적인 문제를 해결할 때도 암을 다룰 때도 마찬가지다. 이 시대는 서구식 세계관의 지배를 받고 있다고 해도 과언이 아니다. 그러나 영향력이 크다고 해서 다른 세계관보다 월등히 낫다거나 옳다고 말할 수는 없다.

서구식 의학과 과학은 분석적인 연구가 주류를 이루고 있다. 그리고 연구는 점점 작은 단위로 세분화되어 전체에서 조직으로, 조직에서 세포로, 세포에서 분자로, 분자에서 원자나 전자로, 결국에는 원자를 구성하는 소립자 쪽으로 관점이 옮겨가고 있다. 그리고 구성요소에 관한 연구는 구성요소에 관한 연구로 끝나는 것이 현실이다. 그럼으로써 전체와는 멀어지고 있다. 이것이 바로 현대과학의 맹점이라고 면역학자 아보 도오루 교수는 지적한다.

물론 이런 분석적·미시적 연구가 세균이나 바이러스, 분자, 유전자를 이해할 수 있게 하고 면역학이나 실험 등에 활용할 수 있는 이론의 근거를 제공한 공은 인정한다. 문제는 분석적·미시적 연구를 진행하는 것을 넘어서 인간의 신체와 질병에까지 미시적이고 분석적인 관점을 적용한다는 것이다. 암을 다루는 상황에서도 마찬가지다. 몸 전체를 고려하지 않고 암종양을 중심으로 미시적이고 분석적이며 정복적인 처치를 하기 때문에 삶의 질이 보장되지 않는 치료에 머무르는 것이다.

● **깨진 관계에서 원인을 찾는 멜라네시아인의 세계관**

WHO 사무총장은 『국제암연구보고서』 서문에서 "암의 80%가 생활방식이나 환경과 같은 외부 요인의 영향을 받는 것으로 보인다"고 밝히고 있다. 과거 50년간의 중요한 변화에 영향을 끼친 요소를 들면 다음과 같다.

- 설탕 소비의 급격한 증가
- 농업과 목축업의 변화와 그로 인한 우리 식탁의 변화
- 1940년 이전에는 볼 수 없었던 수많은 화학물질에 노출

어떤 암 전문가는 "암의 원인을 과학적으로 명확히 규명하기는 어렵다. 다만 환경적인 변화가 암을 불러왔다고 추측할 수 있다. 그러나 명확한 증거를 찾기 전에 우리 모두가 암으로 죽게 될 것이다"라고 경고했다.

나는 암을 다스리려면 우선 암이 생긴 원인을 알아야 한다는 생각에 '암이란 질환은 유전적으로 물려받은 것일까, 아니면 환경에 의해 만들어진 것일까'를 깊이 고민했다. 일반적인 데이터에 의하면 유전의 확률은 10% 이내이며, 암세포는 주로 나쁜 자극에 의해 만들어진다.

암종양은 대개 1g 수준, 즉 암세포가 10억 개 정도로 분화되었을 때 영상으로 잡히는데 그렇게 암종양이 진단 가능한 상태까지 자라는 데는 대략 10~40년이 걸린다고 한다. 암세포가 성장하는 과정은 마치 정원의 잡초가 성장하는 것과 흡사하다. 잡초가 씨앗이 땅에 뿌려지는 도입기를 지나 씨앗이 자라는 배양 단계를 거쳐 무절제하게 증식하는 성장의 단계를 거치듯이, 암세포도 처음에는 점진적으로 자라다가 일정한 배양 단계를 지나고 나면 무절제하게 온몸으로 퍼진다. 이때 내 몸에서 자라나는 잡초와 같은 암종양에 어떤 조치를 취할 것인지가 중요하다. 김을 맬 것인지, 아니면 제초제를 뿌릴 것인지를 결정해야 하는 것이다.

김을 맬지 제초제를 뿌릴지를 결정하려면 우리가 암에 걸리는 데 결정적인 영향을 끼친 나쁜 자극이 무엇인지를 알아야 한다. 이와 관련해서 나는 멜라네시아인들의 세계관에 주목했다. 에덴동산에서부터 인간에게 발생한 문제는 깨진 관계에서 기인한 것이기에 분석적이고 미시적으로 세상을 보는 서구인들의 관점보다 멜라네시아인들의 관점이 더 근본적이고 바른 것이라고 생각했다.

멜라네시아인들의 세계관에 따르면 암은 몸의 주인과 세포 사이의 관계가 깨져서 생기는 것이라고 할 수 있다. 원래 정상이었던 세포가 비정상적으로 급속히 성장하면서 몸의 주인과 관계가 깨져 암세포가 됐다는 것이다(나는 깨진 관계를 6가지 영역으로 나누었는데, 그중에서 깨진 영역이 장기간 지속적으로 세포가 근무하는 환경을 열악하게 만들고, 그로 인해 세포들이 파업하는 상황, 즉 암종양을 만들었다고 생각한다. 6장 part 1에 자세히 설명했다).

어떠한가? 이 설명이 세포의 돌연변이로 암이 생겼다는 서구인들의 설명보다 더 이해하기 쉽고 공감되지 않는가? '과학적'이란 것은 현실 세계를 보다 정확하게 설명하고 우리가 올바르게 행동할 수 있는 준거를 제공해주어야 하는데, 서구식 세계관이 추구하는 '과학적 설명'은 미세한 단위의 주장을 함으로써 전체가 아닌 부분에 집중하게 만들고 있다.

미시적이고 분석적인 용어를 사용하면 그것이 과학이고 첨단일 것이라고 생각하는 사람들이 있는데, 결코 지혜롭지 못한 생각이다. 목표는 강조하지만 목적이 없고, 지식은 더 많아지지만 지혜가 부족한 어리석은 결과를 낳기 때문이다. 진정 우리에게 필요한 것은 질병을 비롯한 인체 현상을 통합적으로 이해하는 연구다. 그리고 미시적이고 분석적인 접근을 하더라도 인체 현상의 균형과 생명의 힘, 삶의 질을 생각하는 종합적인 관점을 동시에 가져야 한다. 그럴 때 비로소 질병을 그리고 암을 현명하게 극복할 수 있을 것이다.

암 극복을 위한 진정한 무장

물론 질병에 대한 서구인들의 과학적 규명이나 멜라네시아 사람들의 관계 중심적인 규명은 모두 한계가 있다. 그러나 어느 것이 문제의 원인을 찾아주고 해결 방안을 더 체계적으로 제시해주는지, 무엇이 인생사용설명서인『성경』의 가르침과 더 일치하는지를 숙고한 결과 깨진 관계에서 원인을 찾는 멜라네시아인들의 세계관이 낫다는 결론에 이르게 된 것이다.

암을 비롯한 질병만이 아니라 인간에게 생기는 모든 문제가 깨진 관계에서 비롯된다고 하는 멜라네시아인의 세계관은 우리 암환자들이 암 극복의 의지를 새롭게 하는 데 큰 힌트를 준다.

『성경』은 악과 싸우고 대결하라고 하고, 손상되고 상처받은 관계는 회복하라고 말한다. 그런 점에서 우리는 악성 바이러스나 돌연변이를 일으킨 암세포와는 싸워야 하지만 깨진 관계나 손상된 세포는 회복시켜야 한다. 일부 사람들은 멜라네시아 사람들의 세계관은 관계 중심적이라서 그런 상황을 제대로 다 반영하지 못한다고 지적한다. 그러나 악과 싸우는 방식이 어떠해야 하는지를 생각해보아야 한다. 서구의 세계관처럼 상대를 때려 부수는 공격적인 방식이어야 할까, 아니면 다른 방식이어야 할까? 악과 싸우는 가장 확실하고 올바른 방법은 "악에게 지지 말고 선으로 악을 이기라"(롬12:21)는 말씀을 따르는 것이라고 생각한다.

사실 이 말은 절망과 소망을 동시에 안겨준다. 일차적으로는 '상대가 저렇게 악한데 선으로 어떻게 하란 말인가?'하는 절망감을 안겨주지만, 선으로 악을 이기라고 한 것은 선이 악을 이길 수 있기 때문이라는 점에서 소망이 된다.

　세상을 살다 보면 상대가 100 정도로 악하면 그만큼은 아니어도 '나도 70, 80 정도는 악하게 상대를 대해야 한다'고 생각하기 쉽다. 속된 말로 '갈구고' 싶어지는 것이다. 그리고 나서 "그래도 네게 비하면 나는 양반이다"라고 말하고 싶어진다. 그러나 악을 이기기 위해서 선의 진지를 떠나면 그 결과는 비참해진다. 상대가 악할수록 더욱 견고하게 선의 입장을 견지하는 것이 궁극적으로 악을 가장 완벽하게 이기는 길이기에 선으로 악을 이기라고 하는 것이다.

　"악과 싸워 이기라"는 말은 "상대방을 무자비하게 공격하여 없애라"는 뜻이 아니라 "진리로 온전하게 무장하고 그 가운데 거하라"는 뜻이라고, 그리고 그것이 바로 악과 싸우는 가장 확실한 방법이라고 나는 이해한다. 그 악을 따라서 함께 악해지는 것은 악에 지는 것이다. 그러므로 우리는 온전한 선의 위치로 나가야 하며, 그것이 바로 암 극복을 위한 진정한 무장이라고 생각한다.

의료인들을 향한 발칙한 제안

　의학자와 과학자들 중에는 암을 예방하는 연구를 소명으로 삼으며 활동하시는 분들이 있다. 또 흡연이 암의 원인이 된다고 알리며 금연운동을 펼치는가 하면, 에이즈(AIDS) 퇴치를 위해서 노력하는 분들도 계신다. 그렇지만 암종양을 미연에 방지하기 위한 연구는 암종양 제거를 위한 연구에 비하면 상대적으로 빈약하다고 할 수 있다.

　모든 산업에는 '가치 창출과 혁신을 통한 사회적 기여'와 '이익 추구'라는 두 가지 목표가 함께 존재한다. 그런데 규모가 커지고 대규모 자본이 투입될수록 공장형 패러다임이 강화되고, '이익 창출'과 '조직 내부의 만족 추구'가 더 중요해지는 것 같다. 이를 두고 당연한 일이라고 생각하는 사람들도 있을 것이다. 비즈니스를 하는 사람들은 항상 고객이 늘어나길 원하고 그 고객이 단골이 되길 원한다. 매출액은 고객 수 곱하기 객단가로 계산할 수 있는데, 고객 수도 늘리고 객단가도 높여야 산업이 커지기 때문이다.

의료산업 역시 그 논리에서 벗어나지 않는다. 그래서 '질병 극복'이라는 본래의 사명과 '이익 추구' 중 무엇이 우선이냐를 놓고 끝없이 갈등하다가 결국 이 시대가 추구하는 최고의 가치인 '이익 실현'에 무릎을 꿇고 만 것처럼 보인다. 암이 발병하는 원인을 제거하려고 노력하기보다는 이미 발생한 암종양을 처리하는 데 대부분의 역량을 집중하고, 암을 치료하는 과정에서 환자들이 병원에 의존하도록 만들고, 물리적인 요법보다는 화학적인 요법을 더 지향하고 있으니 말이다. 그러다 보니 환자는 어느 새 의료 산업에 이익을 제공하는 소비자가 되어 있다.

한국의 의료진들은 "미국을 비롯한 다른 나라들에 비하면 한국은 치료비가 현저히 저렴하고 의료 환경이 좋다"고 주장한다. 그러면서 '의료 관광'으로 외국인들을 유치하고, 병원 시스템을 해외에 수출하려는 '국제화'를 시도하고 있다. 그러나 그러한 사실이 한국 의료계의 모든 행위가 옳다는 증거가 되지는 못한다. 사람들은 자기에게 유리한 사실을 입증할 기준을 논리적 근거로 삼는 경향이 있기 때문이다.

그러니 의료진은 이익 중심의 사고에서 벗어나 "진정 암환자를 위하는 것이 무엇인가?"라는 본질적인 질문에 답하려고 노력하고, "내 가족이 암환자라면 어떻게 할 것인가?"라는 이익과는 무관한 생각을 해볼 필요가 있다.

　병을 치료함으로써 사회에 공헌하는 병원과 의사들을 비즈니스적인 논리로 이해해보려는 시도가 조금은 거북하고 무례하게 느껴질 수도 있다. 그러나 오늘날 의사들이 선호하는 성형외과·피부과 등 소위 '돈 되는' 전공이 대세를 이루는 현상을 보면 내 주장에 고개를 끄덕일 사람이 많을 것이라 확신한다. 한편 상비약을 일반 소매점에서 판매하는 문제를 두고 제약협회는 그렇게 할 경우 약의 오남용이 걱정된다고 공식 발표했다. 그런데 약의 오남용을 우려해서 약의 판매를 거절하는 약국이 어디에 얼마나 있는지 반문해보고 싶다.

　현실을 다면적으로 파악해야 진실을 더 잘 이해할 수 있고, 무엇이 올바른 것인지 좀 더 잘 알 수 있다는 생각에서 의료 소비자의 한 사람으로서 발칙한 생각을 해보았다.

3장

주도적
암 극복의
첩경

올바른 대상을 신뢰한다

일단 암이라는 진단을 받으면 무엇에든 의지하고 싶어지고, 그렇게 절박한 상황에서는 올바른 판단을 내리기가 쉽지 않다. 설사 그렇다 해도 "호랑이에게 물려 가도 정신만 차리면 산다"는 속담처럼, 내가 지금 신뢰하는 것이 정말 믿을 만한 것인지 분별할 줄 알아야 후회 없는 결정을 할 수 있다.

『성경』에는 12년 동안 혈루증을 앓아온 여인의 이야기가 나온다.

12년 동안 혈루증을 앓아온 여자가 있었습니다. 그는 여러 의사에게 보이면서 고생을 했습니다. 그러나 가진 돈만 다 써버리고 효과는 없었습니다. 오히려 병이 더 심해질 뿐이었습니다. 그러던 중 예수님에 대한 소문을 듣고 사람들 틈에 끼여 예수님을 따라가다가 예수님의 옷에 손을 대었습니다. 그 여자는 '옷에 손을 대기만 해도 내가 나을 거야'라고 생각했습니다. 그 즉시 흐르던 피가 멈추었습니다. 그녀는 자신의 병이 나은 것을 몸으로 느꼈습니다. (막5:25-29, 『쉬운 성경』에서 인용)

이 여인이 혈루증으로 겪은 고통은 다음과 같이 정리할 수 있다.

- 많은 의사에게 치료를 받았다.
- 혈루증 치료로 가산을 탕진했다.
- 그러나 아무런 치료 효과를 보지 못했다.
- 도리어 병이 악화되었다.

하지만 예수에 대한 믿음과 간절함이 병을 낫게 했다. 그녀는 왜 그토록 많은 고생을 하고 나서야 예수님을 만나러 왔을까? 반대로 생각하면, 이 여인이 그런 극한의 상황까지 가지 않았다면 예수님을 찾아왔을까? 그리고 왜 예수님의 옷자락만 만져도 나을 것이라는 믿음을 가지고 그렇게 적극적으로 예수님의 옷자락을 만지려고 했을까? 아마 병이 심하지 않았다면 결코 그렇게 하지 않았을 것이다.

현대서양의학을 맹신하는 것은 위험하다

혈루증을 앓던 여인이 경험한 과정은 오늘날 암환자들이 겪는 과정과 비슷하다. 병을 치료하기 위해 좋다고 하는 병원과 의사들을 찾아다니고, 치료하는 과정에서 물리적·심리적으로 많은 고통을 받고, 돈은 돈대로 쓰고, 병은 병대로 더 심해진다. 나는 여러 차례 암 수술을 받아온몸에 수술 자국이 흉측하게 난 사람도 보았고, 단 한 번의 수술로 몇 개의 장기를 절제당한 사람도 보았다. 그들은 큰 고통을 겪고 많은 비용을 지불했지만 지금은 이미 고인이 되었다. 이들의 공통점은 병원에 의지해 치료를 받았다는 것이다.

병원의 암 치료법을 과학적이라 맹신하고 의지하는 사람들은 최초의 항생제 '그라미시딘'을 발견한 20세기 생물학자이자 의사 르네 뒤보스(René Dubos)의 말을 되새겨야 한다.

> 과학적인 의학의 유일한 문제점은 그것이 충분히 과학적이지 않다는 것이다. 현대서양의학은 의사와 환자가 자연치유력을 통해서 신체와 정신에서 발휘되는 힘을 이용할 줄 알게 될 때 비로소 진정한 과학이 될 것이다.

암 치료 과정을 제대로 이해하고, 어떻게 암을 치료할지 심사숙고하여 다양한 대안을 탐색한 뒤에 치료의 로드맵을 정하는 사람은 극히 적다. 어쩌면 당연한 일인지도 모르겠다. 사람들은 자신의 세계관으로 도저히 풀 수 없는 문제를 직면하거나, 자신의 세계관보다 더 나은 확실한 대안을 알기 전에는 결코 자신의 세계관을 바꾸지 않는다. 오히려 자신의 세계관을 더욱 강화하는 쪽으로 반응한다. 혹 여러분도 그런 식으로 현대서양의학에 대한 믿음을 굳건히 하고 있지는 않은가?

여하튼 12년 동안 혈루증을 앓던 여인은 절망이 가져다준 희망을 가지고 예수님을 찾아가 예수님을 만짐으로써 치유되었다. 그러나 암환자는 이런 절망적인 상황에서 방향을 선회한다 해도 더는 손을 쓸 수 없는 경우가 많다. 이런 막다른 상황에 직면하기 전에 올바른 방법을 선택하고 올바른 마음가짐을 가지는 것이 무엇보다 중요하다.

세계적 면역학자 아보 도오루 교수는 암을 치유하기 위해서는 생활 패턴을 바꾸고, 암에 대한 공포에서 벗어나고, 면역을 억제하는 치료를 받지 않으며(받고 있다면 당장 그만두고), 적극적으로 부교감신경을 자극해야 한다고 그의 책 『면역혁명』에서 말한다. 이 조언이 조금은 극단적으로 들리지만, 세계적인 면역학자인 그가 왜 이렇게까지 과격한 주장을 했는지 깊이 숙고해볼 필요가 있다.

누구를 신뢰할 것인가

● **내 문제를 해결할 만한 능력이 있는가?**

그러면 신뢰의 전제 조건은 무엇일까? 가장 먼저, 내가 의뢰하는 문제를 해결해줄 '충분한 능력'이 있어야 한다. 내가 의뢰하는 문제를 해결해줄 능력이 없는 사람을 신뢰할 수는 없는 노릇이다. 거지에게 거액을 빌려달라고 할 수 없고, 어린아이에게 집을 지어달라고 할 수 없다. 그것은 그들이 나빠서가 아니라 그들에게는 내가 의뢰하는 문제를 해결할 능력이 없기 때문이다.

의사는 암환자의 질병을 치료할 충분한 능력이 있을까? 불행하게도 의사는 암환자를 치료하기에는 극히 제한된 지식과 경험만 갖추고 있을 뿐이다. 그가 가진 능력과 경험은 암환자가 의뢰하는 문제를 해결하기에는 턱없이 부족하다. 그런 점에서 의사가 마치 전능한 것처럼 생각하여 무조건 신뢰하는 것은 위험하다.

● **사랑에 기초한 책임감이 있는가?**

설사 암을 치료할 능력이 있다 해도 누구나 다 신뢰할 수 있는 것은 아니다. 돈이 없다고 재벌에게 돈을 빌리러 가지는 않는다. 왜냐하면 관계가 없기 때문이다. 누군가를 온전히 신뢰하기 위한 두 번째 전제 조건은 내가 의뢰하는 문제를 자신의 문제처럼 생각해서 해결해주려고 하는 '사랑에 기초한 책임감'이 있어야 한다는 것이다.

의사는 암환자에게 그런 존재일까? 불행하게도 그렇지 못하다. 의사가 비윤리적이어서가 아니라 그럴 여건이 안 되기 때문이다. 보통 3~5분 이내에 환자 한 명을 진료해야 하는 지금의 의료 시스템에서 의사들에게 충분한 책임감을 가져달라고 요구하는 것은 무리다. 물론 의사들은 자신이 처한 상황에서 나름대로 최선을 다해 환자를 돌보고 있다고 말할지도 모른다. 그러나 의사의 역량과 책임감은 암환자의 문제를 해결해주지 못한다. 무책임하고 무능력해서가 아니라 환자의 간절함에 비해 턱없이 부족하기 때문이다. 만일 의사들이 자기가 진료하는 모든 환자에게 우리가 원하는 수준의 책임감을 느낀다면 어쩌면 그 의사가 먼저 암에 걸려 죽을지도 모를 일이다.

내가 만난 의사 중에는 자신의 유한한 능력을 알고 그로 인해 좌절감을 느껴서 암환자를 더 사무적이고 기계적으로 대하게 된다고 토로하는 분도 있었다. 아무튼 암환자에게 의사는 신뢰의 두 가지 조건인 '해결 능력'과 '사랑에 기초한 책임감'을 만족시키지 못하는 것이 분명하다.

● **능력과 책임감을 갖춘 대상만을 신뢰해야 한다**

그러면 내가 의뢰하는 문제를 해결해줄 능력도 충분하고 내가 의뢰하는 문제를 자신의 문제처럼 절실하게 다루어줄 존재는 누구일까? 그 조건을 만족시키는 존재가 올바른 신뢰의 대상이 될 수 있는데, 사실 이런 존재는 사람 중에서는 찾을 수 없다.

『성경』에는 제자들이 기도에 매력을 느껴서 예수님께 기도를 가르쳐달라고 요청하는 장면이 나온다. 그때 예수님께서는 제자들에게 "하늘에 계신 우리 아버지께 기도하라"고 기도의 대상을 정확히 가르쳐주셨다. '하늘에 계시다'는 것은 이 땅의 모든 문제를 주관하고 해결하실 수 있는 전능하신 분이라는 뜻이요, '아버지'는 내 문제를 나보다 더 절실하게 생각하여 해결해주시는 분이라는 의미다. 올바른 대상에게 기도하는 것이 기도의 관건이다. 그래서 우리는 다른 어떤 대상이 아니라 바로 '하늘에 계신 아버지'를 신뢰하는 법을 배워야 한다. 나는 그동안 별다른 의미 없이 "하늘에 계신 우리 아버지"라고 습관적으로 기도할 때가 많았는데, 암 덕분에 참된 신뢰의 대상을 재발견하는 은혜를 누렸다.

누구에게나 신앙은 기댈 수 있는 의지처가 되며, 치료에도 도움이 된다. 12년 동안 혈루증을 앓던 여인 역시 온갖 고생 끝에 그 사실을 깨닫고 예수님을 온전히 신뢰하게 된 것이다.

나의 이 이야기를 '반드시 기독교 신앙을 가져야 암을 치료할 수 있다'는 의미로 받아들이지 않기를 바란다. 여기서 강조하고자 하는 핵심은 올바른 전제 조건을 갖춘 대상을 신뢰하고, 그렇지 않은 대상은 신뢰하기보다 활용하는 것이 바람직하다는 것이다. 사실 이 두 가지 조건을 만족하는 대상을 신뢰하는 것은 신앙적인 행위이기도 하지만 그보다 지극히 당연한 이성적인 행위라고 할 수 있다.

의사는 어떤 위치에 두어야 하는가

절대자를 온전히 신뢰하는 믿음과 그 신앙이 가르쳐주는 건강하고 올바른 진리 체계와 판단력을 가지고 의사를 잘 활용해야 한다.

의사는 결코 신뢰의 대상이 아니다. 의사가 믿을 수 없는 부도덕한 존재라는 뜻은 아니다. 물론 의사와 환자 사이에 깊은 믿음이 있다면 치료에 도움이 되는 것이 사실이지만, 그것이 '신뢰의 두 가지 전제 조건을 만족시키는 대상을 신뢰하는 것'을 대신하는 것은 위험하다는 의미다. 그러니 절대자에 대한 신뢰를 바탕으로 질병을 다루는 의사를 믿고 잘 활용하는 것이 중요하다.

올바른 윤리를 갖는다

"암을 극복하는 데 무슨 윤리 타령이냐?"라고 생각할 수도 있겠다. 그러나 세상의 모든 문제에는 윤리적인 전제가 깔려 있다.

암은 누가 만들었고 어디에 있는가? 바로 암환자의 몸 상태가 암을 만들었고 그 몸을 관리한 사람은 환자 자신이다. 암을 만든 장본인은 바로 암환자 자신이라는 의미다. 물론 암이 생긴 것이 전적으로 암환자만의 책임이라고 말할 수는 없다. 암환자가 통제할 수 없었거나 알지 못한 다양한 유전적 요인, 환경적 요인이 암종양을 만들었을 수도 있다. 이유야 어떻든 암환자의 몸에 암종양이 생긴 것은 분명한 현실이며, 암을 극복해야 하는 당사자도 암환자 자신이다.

그런데 대다수 암환자들이 자신에게 생긴 암종양을 다루는 과정에서 주도적인 입장에 서지 않으려 한다. '암종양을 내가 만들었으니 내가 해결하겠다'는 결자해지(結者解之)의 마음으로 암 치료에 임하는 것이 양심적인 태도인데 대부분의 암환자들은 해결은 다른 존재, 즉 의사가 전적으로 해주길 기대한다. 그러면 의사들은 자기가 시키는 대로 하면 모든 암이 나을 것처럼 처신한다. 이러한 사고방식에는 암환자가 느껴야 할 암종양에 대한 책임감은 물론 의사가 느껴야 할 치료 행위에 대한 책임감도 빠져 있다.

환자들이 초조한 마음에 무작정 병원과 의사에게 의지하고, 돈만 지불하면 치료되는 것처럼 생각하는 태도가 비극을 불러온다. 암환자는 싫든 좋든 자신이 암종양을 만들었다는 사실을 인정하고 암 치료에 주도적으로 임해야 한다. 그것이 바로 암을 극복하는 지름길이다. 나도 처음에는 무조건 의사에게 의존했었다. 그리고 많은 대가를 지불하고 나서야 정신을 차리고 주도적으로 암을 극복하려고 노력했다.

암이 여러 차례 재발했지만 비교적 잘 극복한 것으로 알려져 있는 고창순 박사(서울대학병원 부원장을 역임)도 "의사나 주변 사람들에게 책임을 미루지 말고 스스로 암 전문가가 되어 공부하라. 암에 대한 지식을 쌓아갈수록 암 선고가 꼭 죽음을 의미하지 않는다는 사실을 알게 되고, 어떤 태도를 취해야 할지 방향도 선다"라고 『암에게 절대 기죽지 마라』에서 말하고 있다.

올바른 과학적 방법으로 접근한다

오늘날 암환자의 주된 사망 원인은 암종양이 아니라 감염·출혈·영양실조 등이며, 이러한 현상은 대개 암 치료 과정에서 생기는 부작용이라고 한다. 암 치료를 받으면 암종양은 사라지거나 줄어들지만 더불어 암환자의 생명도 꺼져간다는 얘기다.

현대서양의학은 다음과 같은 전제에 따라 암을 치료하고 있는 듯 보인다.

- 환자의 몸에서 암종양을 없애라.
- 할 수 있는 대로 암환자를 보호하라. 그러나 환자의 몸에서 종양

을 철저하게 제거하는 것이 무엇보다 중요한 목표임을 잊지 마라.
- 그 목표를 달성하기 위해서 가능한 모든 수단을 동원하라.
- 그 과정에서 환자의 희생은 불가피할 수도 있다.

암 치료 부작용으로 사망하는 암환자들이 많다는 사실은 이러한 현대서양의학의 전제가 과연 옳은 것일까 하는 의구심을 품게 만든다. 과연 암종양을 완벽하게 제거하는 것이 암환자를 치료하는 최대의 목표가 되어야 할까? 그것보다 환자 몸이 스스로 암종양을 이겨나갈 수 있도록 환자의 생명력을 끌어올리는 데 초점을 두는 것이 더 나은 치료법이 아닐까?

암종양이 환자에게 위협적인 대상인 건 맞지만, 환자가 암종양을 자신의 면역력으로 다스릴 수 있다면 종양 자체가 생명에 위협이 되지는 않을 것이다. 나도 수년간 암종양과 함께 지내고 있지만 암종양 때문에 불행하거나 위축된 적이 별로 없었다. 물론 암종양이 불편하고 고통스러울 때는 있었다. 하지만 불행하지는 않았다.

환자의 몸에서 암종양을 다 없애기 전에 암환자가 먼저 죽는 일이 비일비재하다. 또 다 없앴다고 해도 의학적으로 확증할 방법이 없는 것이 현재 현대서양의학계 암 치료의 현실이다. 암종양을 다 없앤 것이 아니라 보이는 부분만 제거했다고 하는 편이 맞을 것이다. 수술로 모든 암종양을 다 없앴다고 하면서도 굳이 방사선 치료나 항암 치료를 권하는 것도 바로 이런 이유 때문이 아닐까?

현대서양의학의 맹점 1 :
증상을 치료할 뿐 원인은 없애지 못한다

암세포는 태아세포와 특성이 비슷해서 아주 빠른 속도로 분화하고, 세포의 자동사멸주기가 고장 나서 무한 증식하며, 산소가 결핍된 상태에서 증식한다. 또 체온이 떨어진 부위에서 잘 증식하며, 열에 약하고, 치유되지 않은 염증이 암을 유발한다고 한다. 그리고 이런 암세포의 활동은 체내에 많은 독소를 유발한다. 이런 암세포의 특징에 기초해서 다양한 암 치료법들이 개발되었고 지금도 개발되고 있다.

다양한 치료법 중에서 가장 중심에 있는 것이 현대서양의학의 치료법이다. 현대서양의학이 암을 치료하는 방법은 암세포가 빠르게 분화하는 특징에 착안해서 몸속에서 빠르게 분화하는 세포를 공격하는 화학물질인 항암제를 투여하는 방법, 암세포가 무한 증식하기 위해서는 많은 영양소를 필요로 하는데 이런 영양소를 공급하는 혈관을 차단하는 방법, 암세포가 열에 약한 특징을 이용해서 체열을 높이는 방법, 몸에 산소를 풍부하게 공급하는 방법, 그리고 몸의 면역력을 높여서 대식세포가 암세포를 먹어치우게 하는 방법 등으로 대별할 수 있다.

그런데 이러한 치료법은 급성질환을 치료하는 데는 매우 뛰어난 효과를 보이지만 만성질환 치료에는 그다지 효과를 보이지 않을 때가 더 많다. 병의 근본적인 원인을 찾아내 제거하는 치료가 아니기 때문이다. 농사를 잘 지어 좋은 결실을 얻으려면 무엇보다 밭이 기름지고 농작물 자체가 튼실해야 한다. 밭을 가꾸지 않고 농약만 친다고 좋은 작물을 얻을 수 없는 것처럼 암의 원인을 제거하지 않은 채 단지 암종양만 제거하는 것은 근본적인 치유가 아니라 임시적인 처치에 지나지 않는다. "현대 서양의학은 종양 치료 기술이다. 그러나 종양의 근원을 관리하지 않는다." 다비드 세르방슈레베르가 한 말이다.

어느 나라의 한 정신병원에서는 환자들을 퇴원시킬지 말지를 결정하기 전에 독특한 검사를 한다. 먼저 수도꼭지를 틀어서 물이 쫠쫠 나오게 하고 밑에 물동이를 놓는다. 조금 지나면 물동이에서 물이 넘쳐흐른다. 이때 환자에게 숟가락 하나를 주면서 이 숟가락으로 물동이의 물을 다 퍼내면 집으로 갈 수 있다고 말해준다. 만일 환자가 정신없이 숟가락으로 물을 퍼내면 조금 뒤에 책임자가 와서 다시 병실로 데려간다. 그런데 숟가락으로 물을 퍼내지 않고 고개를 갸우뚱거리며 보다가 먼저 수도꼭지부터 잠그면 퇴원해도 될 환자로 분류된다. 그가 확실히 퇴원을 하게 될지는 아직 두고 볼 일이지만 적어도 문제를 진단하고 원인과 결과를 연결할 수 있는 능력이 있다고 여겨지기 때문이다.

먼저 수도꼭지를 잠그고 나서 흘러나온 물을 처리하는 것이 당연한 것처럼 암 치료에서도 먼저 암을 발생시키는 환경을 없앤 다음 암종양을 처리하는 것이 온당한 순서가 아니겠는가.

현대서양의학의 맹점 2 :

환자를 물질의 관점으로만 본다

현대서양의학은 환자를 철저히 '물질'의 관점으로 보는 듯하다. 환자는 물질적인 존재이기도 하지만 동시에 감정적인 존재이고 정신적인 존재이며 영적인 존재다. 이런 인간의 다차원적 특성의 영향으로 질병이 발생하는데, 현대서양의학은 이런 종합적인 이해를 바탕으로 질병을 다루기보다 인간을 단순히 물질적 존재라 전제하고 다루는 경향이 있다는 얘기다.

물론 신경정신과와 같은 곳은 예외겠지만, 대부분의 진료과에서 인간의 다차원적인 면을 통합적으로 바라보고 치료하는 경우는 별로 없어 보인다. 대표적인 예가 종합병원이다. 한 종합병원의 A진료과를 꾸준히 다녔는데도 B진료과에서 검사를 받을 때는 초진 환자로 분류되는 황당한 경험을 많이들 했을 것이다. 이처럼 올바른 전제에 입각한 통합적인 이해와 접근 없이 질병을 다루는 것은 과학적이라고 하기 어렵다.

또한 의사는 환자가 자신이 처방한 것 이외의 약물을 복용하거나 다른 요법을 개별적으로 시도하지 못하도록 적극 차단한다. 암환자가 건강하고 행복한 삶을 살고 싶어하는 욕구를 이해하지 못하고 암종양을 제거하는 데 방해가 된다는 이유를 들어 환자의 다양한 치료 시도를 가로막는 것이다. 의사들은 인과관계를 명확하게 설명하고 싶어하며, 그래서 자신이 정한 치료법 이외의 변수가 끼어드는 것을 원치 않는다. 그래서 환자가 자신이 처방한 것 이외의 치료법을 시도하는 것을 싫어한다.

그렇게 의사는 과학을 하길 원한다. 하지만 환자는 과학이 아니라 암을 극복해서 건강을 되찾고, 나아가 발병 이전보다 더 풍성한 삶을 살 계기와 역량을 얻고 싶어한다. 과학적인 방법이 나쁘다는 것은 아니다. 하지만 과학은 설명하기 애매한 것은 되도록 피하는 경향이 있으며, 현대서양의학은 증거 중심적이라고 하는데 그 말은 예후가 드러나야 조치를 취한다는 의미로 어떻게 보면 '사후약방문'이라고 할 수도 있다.

그동안 나는 암의 상태를 진단하고 암종양을 제거하기 위해서 현대서양의학의 도움을 받았다. 그러나 치료를 위해서는 단순히 현대서양의학적 의견만을 따르지는 않고 있다. 현대서양의학을 포함해서 내가 선택할 수 있는 모든 대안들을 신중하게 검토해서 종합적으로 치료해왔다. 그렇게 해야 삶의 질은 물론 생존율을 더 높일 수 있다고 생각했기 때문이다.

또한 지나치게 자주 검사를 받으려고 하지 않았다. 왜냐하면 어떤 검사 결과가 나온다 해도 뾰족한 대처법이 있는 것도 아니고 너무 자주 진단을 받으면 심리적으로 불안해질 것이라고 판단했기 때문이다. 그런데 암환자 중에는 좋다는 병원과 의사들을 수시로 찾아다니고, 각종 검사를 수시로 받고, 귀동냥으로 들은 치료법을 받는 사람들이 있다. 그런데 그런 사람들이 오히려 더 초조해하고 비극적인 결말을 맞이하는 것 같다. 물론 현재 상태를 파악하려는 노력은 중요하다. 만일 잦은 진단이 위로가 된다면 그 검사 결과를 어떻게 받아들일지 미리 생각해보는 초연한 지혜가 필요하다.

비신앙적·비윤리적·
비과학적인 모든 것을 멀리하라

　암을 극복하기 위해서는 암과 관련된 비신앙적·비윤리적·비과학적인 모든 것을 극복해야 한다. 단순히 암을 치료하는 것을 넘어 암이 가져다주는 축복, 즉 삶의 풍성함을 누리고자 한다면 암을 극복하기가 한결 쉬워질 것이다.

　그러려면 인간에 대한 올바른 이해와 올바른 방법론을 택하는 지혜가 있어야 한다. 사물과 사건, 사람에 대한 올바른 진리를 알면 암환자와 그 가족이 질병과 고통, 죽음과 치유를 진리에 입각해서 바르게 이해할 수 있고 암종양, 연약함, 인간의 유한함에서 벗어나 자유를 누릴 것이라고 확신한다.

4장 암 진단을 받고 해야 할 일들

최대한 빨리
상황을 수용하라

암이라는 진단을 받고 나서 가장 먼저 할 일은 암이 발생한 부위, 암 종양의 크기와 성격에 대해서 제대로 파악하는 것이다. 그래야 내가 어떤 상태이며 어떻게 치료를 해나갈지를 결정할 수 있다. 이때 사실을 왜곡하거나 축소하려고 하지 말고, 있는 그대로 냉혹하게 현실을 직시해야 한다. 자신에게 유리한 내용만 믿으려 하거나 사실을 부정하려고 하지 말아야 한다는 의미다.

정신의학자 엘리자베스 퀴블러 로스(Elizabeth Kubler Ross)는 『인생수업』에서 이렇게 말했다.

대부분의 사람들은 자기가 원치 않는 고통스러운 현실을 직면하면 처음에는 '아냐!'라고 부정하고, '하필 내가 왜?'라며 화내고 분노하다가, 절대자를 향해 고통을 줄여줄 것을 타협한다. 짧은 타협의 단계를 거친 환자들은 현실을 느끼며 우울해하다가 결국 수용하는 과정을 거친다.

암환자도 대체로 같은 과정을 거친다. 암이라는 진단을 받으면 처음에는 '잘못된 진단일 거야'라며 부정한다. 그다음은 자신이 암에 걸렸다는 사실에 분노한다. '왜 하필 나에게 이런 일이 생긴 거야', '내가 무슨 큰 잘못을 했다고 이런 벌을 내린 거지? 하나님도 너무하시지'라고 생각하는 것이다.

그다음에는 신을 향해 '이번 치료만 잘되게 해주면 앞으로는 베풀며 살겠다'는 식의 타협을 시도한다. 크리스천이라면 이때 하나님께 서원기도를 드리기도 한다.

그런 뒤에는 우울한 감정에 사로잡혀서 고통스러워하거나 사람들을 만나는 것을 회피하기도 한다. 심하면 자살 충동을 느끼거나 실제로 그런 시도를 하기도 한다. 실제로 암 극복 과정 자체를 무의미하게 여겨 스스로 목숨을 끊는 암환자들도 종종 있다.

그런 뒤에는 그 모든 사실을 마음으로 받아들이는 수용의 과정을 거친다. 무엇보다 '부정-분노-타협-우울'의 과정을 단시간에 거치고 빨리 수용의 과정으로 들어가는 것이 암을 극복하는 데 큰 도움이 된다.

나는 처음에 암 진단을 받고 그 사실을 온전히 받아들이기까지 꽤 시간이 걸렸다. 내가 암에 걸렸다는 사실을 믿고 싶지 않아서라기보다는 그 사실을 회피하고 싶은 내면의 의도가 숨어 있었던 것 같다.

어린 시절 시냇가에서 멱을 감았던 때를 잠시 회상하자. 그때마다 친구에게 물을 먹이려고 친구의 머리를 물속으로 밀어넣곤 했다. 이때 이러한 경험을 해본 적이 없거나 소심한 친구들은 자기 머리를 누르는 친구에게 저항하면서 애써 물 위로 올라오려고 버둥거리다가 물을 먹곤 한다. 그러나 꾀가 많거나 대담한 친구들은 자기 머리를 누르는 친구의 손보다 더 빨리 물속으로 내려가서 친구의 손에서 벗어나 오히려 공격한 친구에게 반격을 가한다.

마찬가지로 맞닥뜨린 상황을 부정하고 저항하기보다는 먼저 자신의 상황을 마음 깊이 수용하는 것이 문제를 해결하는 데 도움이 된다. 인간관계론의 대가 데일 카네기(Dale Carnegie)도 "걱정과 근심을 극복하려면 걱정하는 문제로 인해 일어날 최악의 상황을 생각해보고 그 결과를 내면으로 받아들여라. 그리고 나서 그 상황을 개선할 방법을 찾아라"라고 충고한다. 맞닥뜨린 현실을 마음 깊이 받아들이지 않고 저항하면 그 상황을 극복할 정신적인 힘을 기를 수도 여유를 가질 수도 없기 때문이다.

그러므로 암환자는 최대한 빨리 자신의 상황을 수용하려고 노력해야 한다. 주변 사람들도 암환자가 그렇게 할 수 있도록 도와야 한다.

암 진단을 객관적으로 확인하고 치병의 로드맵을 그려라

 암 진단도 신중하게 확인할 필요가 있다. 병원 한 곳에서만 진단을 받고 치료 소견을 듣기보다는 다른 신뢰할 만한 전문의의 소견을 듣고, 종합적으로 수렴해보는 것이 좋다. 그렇게 하지 않으면 자신이 걸린 암이 어떤 암인지, 어떻게 치료하는 것이 좋은지 분명히 파악하지 못한 채 조급한 마음으로 치료를 시작하게 되고, 나중에 뼈아픈 후회를 하게 될 수도 있다.

 또한 3장에서 언급한 바와 같이 올바른 대상을 신뢰하고 자신이 치료 과정을 주도하겠다는 책임감을 가져야 한다. 다양한 지식 채널을 통해 암을 제대로 이해하고, 올바른 관점과 올바른 치료법을 파악하고, 친화적이고 총체적인 치료법은 없는지를 분석적이면서도 종합적으로 판단해야 한다. 그리고 암종양을 만든 원인과 암종양을 없애는 일을 동시에 진행해가야 한다. 그러려면 우선 자신의 삶에서 두드러지게 깨진 영역이 어디인지를 스스로 진단해보고 어떻게 그것을 올바른 상태로 바꾸어갈지 방안을 모색해야 한다. 그렇게 전체적인 로드맵을 정해서 그 길을 흔들림 없이 걸어갈 때 암 극복을 넘어 암을 통해서 더 나은 삶을 얻을 수 있다.

고창순 박사는 "내가 생각하는 암 치료의 대원칙은 현대서양의학의 힘을 최대한 믿고 의존하되 나 스스로 할 수 있는 노력으로, 자연의 섭리에 맞는 노력으로 면역력을 강화하는 것이다. 적군을 색출하되 아군의 피해는 최소한으로 줄이고 전력을 최대화하는 전법이었다. 암이란 못된 친구를 억지로 몰아내는 대신 좋은 물과 공기, 좋은 음식, 긍정적인 생각으로 몸에 다시 애정을 기울이면서 이 친구가 개과천선하기까지 기다렸다"라고 자신의 암 극복 과정을 말하기도 했다. 물론 여기에서 말한 '못된 친구'가 암종양인지, 아니면 암환자 자신인지는 생각해볼 일이다.

치료 방법을
다각도로 알아보라

　대개 의사는 암으로 진단되면 당장 수술 날짜를 잡자거나 입원부터 하라고 권한다. 그러면 환자는 마음이 조급해지고 최대한 빨리 조치를 취하지 않으면 큰일이 날 것 같은 생각이 든다. 그러나 암은 원래 만성 질환이기에 며칠 혹은 몇 주 사이에 손쓸 수 없을 정도로 악화되는 일은 극히 드물다.

　급한 일이 생기면 깊이 생각하고 나서 행동에 옮기는 사람이 있는가 하면, 일단 행동부터 하고 생각은 그 후에 하는 사람이 있다. 그러나 "급할수록 돌아가라"는 옛말이 있듯이 암 치료도 차분히 대안을 살핀 다음에 시행하는 것이 좋다. 왜냐하면 일단 수술로 장기를 잘라내거나 방사선 치료나 항암 치료에 들어가는 것은 되돌아올 수 없는 강을 건너는 것과 같기 때문이다. 그러니 의사가 제안한 방안 이외에 다른 대안은 없는지를 다른 의료진이나 신뢰할 만한 사람들에게 물어보고 정보를 취합해서 자신의 암에 가장 적절한 치료법을 찾아야 한다.

이러한 나의 조언에 어떤 분은 불안한 표정으로 "그러면 의사가 싫어해요. 의사가 절 싫어해서 치료를 제대로 안 해주면 어떻게 해요?"라고 되물었다. 의사들이 자기를 존경하고 무한 신뢰를 보내고 시키는 대로 무엇이든지 하는 순종적인 환자를 좋아하는 건 맞다. 그런데 그렇게 하면 완치율이 높을까? 그렇지 않다. 가끔은 의사가 만나기 부담스러울 만큼 자신의 문제를 주도적·적극적으로 해결하겠다는 의지를 가지고 행동하는 환자들이 오히려 완치율이 높다. 이 이야기는 의사이자 암환자였던 다비드 세르방슈레베르 박사가 한 말이다.

황성주 박사도 《암은 없다》에서 비슷한 말을 했다. "환자의 유형에는 자포자기형, 고분고분형, 꼬치꼬치형이 있는데 그중에서 꼬치꼬치형 환자가 더 생존율이 높다." 자기 문제를 주도적으로 해결하려는 태도가 더 왕성한 생명력을 불러일으키기 때문일 것이다.

그러나 몸에 이로운 치료를 하고 암 완치의 가능성을 높이고 싶다면 암에 관한 책을 몇 권이라도 읽어보라고 권하고 싶다. 아는 것이 힘이고, 아는 만큼 암을 극복하기 쉬워지기 때문이다. 암을 극복하는 데는 결코 모르는 것이 약이 되지 않는다.

의사가 제안한 치료법도
꼼꼼히 따져라

　의사의 제안대로 치료를 받을 때는 향후 치료 과정은 어떻게 진행되고, 기대되는 치료 결과는 어떤지, 치료 결과를 예측할 수 있는 일반적인 통계치와 그 결과로 겪게 될 부작용은 어떤 것들이 있는지 알아보는 것이 좋다.

　사실 암 치료를 시작할 때는 늘 좋은 결과만 듣고 싶고 좋은 결과만 일어날 것이라고 기대하기 쉽다. 그러나 가장 낙관적인 결과와 비관적인 결과를 모두 살펴봐야 한다.

　그리고 의사가 객관적이고 올바른 근거를 토대로 소견을 말하고 있는 지, 아니면 단지 희망 사항을 말하고 있는지도 판단해야 한다. 물론 대부분의 의사들은 객관적인 견해를 말해줄 것이다. 하지만 운이 나쁘면 해줄 수 있는 수단이 제한되어 있어서 자신이 해줄 수 있는 유일한 방법을 제안하는 의사를 만날 수도 있고, 별다른 효과를 기대하기 어려운 처방을 내리며 자신의 의견을 강하게 밀어붙이는 의사를 만날 수도 있다.

인생의 겨울나기를
겁내지 마라

인생을 계절의 순환에 비유한다면 암환자가 된 것은 바로 겨울을 나는 것과도 같다고 하겠다.

파커 파머(Parker J. Palmer)는 『삶이 내게 말을 걸어올 때』에서 "겨울은 우리에게 훈계를 주는 계절이며, 겨울이 주는 최고의 선물은 투명함"이라고 했다. 겨울은 그동안 분주함과 허영과 자만심 등과 같은 잎사귀로 가려져 있던 풍경을 깨끗이 치워 앙상한 나목을 볼 수 있게 해준다는 것이다. 그래서 자신과 상대방을 더 분명히 볼 수 있는 기회, 우리 존재의 밑바닥을 들여다 볼 수 있는 기회를 제공한다.

우리가 암환자가 되는 것과 같은 인생의 겨울을 맞이하면 가장 먼저 두려움이 우리를 지배한다. 하지만 우리가 우정, 내적 훈련 또는 영적 인도와 같은 따뜻한 방한 차림으로 무장하고 그 안으로 똑바로 걸어 들어가면 동상에 걸리지 않고도 인생의 겨울이 전해주는 교훈을 배울 수 있다. 그러고 나면 우리는 계절의 순환으로 생명이 더욱 참되고 온전해지는 것을 발견하게 될 것이다. 그것이 말기암과 같은 혹독한 겨울이라 할지라도!

나을 수 있다는 믿음을
잃지 마라

    암 진단을 받았다면 진료한 의사의 소견과 치료 계획을 주의 깊게 들어야 한다. 환자에게 암이라는 사실을 알리지 않는 경우도 있는데, 나이가 너무 많아서 자연수명이 다할 때가 되었다거나 아주 심약한 사람이라서 충격에서 헤어날 가망성이 없는 경우가 아니라면 권장할 만한 일은 아닌 것 같다.

    환자 본인이 자신의 상황을 알고 스스로 직면하는 것이 암을 극복하는 첫걸음이다. 또 암을 극복하는 모든 과정이 인생을 성숙하게 사는 귀중한 기회임을 알고 상황을 전향적으로 수용하도록 노력해야 한다.

    냉혹한 현실을 있는 그대로 직시하면서도 믿음을 잃지 않을 때 건강하게 살 수 있다.

스탠퍼드 대학 경영대학원장을 지낸 짐 콜린스(Jim Collins)는 『위대한 기업으로』에서 "탁월한 기업 조직은 냉혹하게 현실을 직시하지만 성공에 대한 믿음을 잃지 않는다"고 했다. 이런 사고방식은 기업 조직뿐만 아니라 암환자에게도 중요하다.

암, 투병하지 말고 치병하라

　사람들은 결혼을 하고 나면 남편과 아내 중에 누가 기선을 잡고 사느냐 하는 문제를 중요하게 생각한다. 그래서 결혼 초기부터 상대를 잡아야 한다는 둥 그렇게 하려면 어떤 방법을 써야 한다는 둥 코치를 주고받기도 한다.

　그러나 그것은 결혼이 무엇인지 잘 모르고 하는 말이다. 결혼은 누가 이기고 지는 게임이 아니다. 남편이 힘이 세다고 아내를 폭행하고 출근을 하면 몸과 마음이 상쾌할까? 결코 그렇지 않다. 아마 온종일 마음이 비참할 것이다. 그것은 맞은 아내도 때린 남편도 마찬가지다. 결혼은 이기고 지는 게임이 아니라 함께 이기든지 지든지 하는 것이다. 그러므로 내가 이길 수 있는 유일한 방법은 배우자가 이기게 해주는 것이다.

이처럼 대부분의 사람들은 결혼 생활마저도 그릇된 전제로 접근한 결과 평생 진정한 행복이 무엇인지 모르고 배우자와 자신에게 상처를 주며 생활한다. 마찬가지로 질병을 치료하는 과정에서도 전제가 올바른지를 제대로 파악하지 못하는 환자들이 많다.

사람들은 병에 걸리면 당연하게 투병을 해야 하는 것으로 생각한다. 그런데 환자가 암 투병, 즉 암종양과 싸워야 한다고 생각하는 것이 과연 올바른 전제일까?

'암 투병'은 내가 내 몸에 생긴 암세포와 싸우는 것을 의미하는데, 과연 몸의 주인인 내가 내 몸속에서 돌연변이를 일으켜서 증식하는 암세포와 싸워야 한다는 것이 올바른 관점일까? 내가 내 몸의 주인이나 적어도 청지기라는 점에 동의한다면 그것은 결코 올바른 관점이라고 볼 수 없다. 경영자가 파업한 노조와 싸우려고 생각한다면 그것은 이미 경영자가 갖춰야 할 리더십을 상실한 것이라고 봐야 할 것이다. 경영자는 문제를 해결하기 위해서 올바른 지도력을 발휘해야지, 싸움까지 가서는 안 된다. 마찬가지로 내가 내 몸의 주인 혹은 올바른 관리자라면 내 몸에 생긴 문제들을 리더십을 가지고 해결하려고 해야지 싸우려고 해서는 안 되는 것 아닌가.

'투병'이라는 관점은 현대서양의학을 발달시킨 서구인들의 사고 체계에서 기인한 것이라고 생각된다. 서구인들은 현실과 사건을 바라보는 관점이 대립적·분석적·정복적이라고 이미 언급했다. 이런 세계관은 십자군전쟁과 제국주의적 팽창, 그리고 미국 부시 행정부가 보여준 일방주의적인 외교 노선에도 그대로 드러나 있다.

이 중에서 가장 최근의 일인 부시 행정부의 외교 노선을 보자. 부시 일가는 아프가니스탄 및 이라크와의 사이에서 발생한 문제를 공격적이고 파괴적으로 다루었다. 그들의 관점에서 볼 때 빈 라덴과 탈레반은 아프가니스탄에 발생한 정치외교적인 암이었다. 그래서 그들은 수술에 들어갔다(영어에서는 군사작전과 수술, 심지어 선교사역에도 'operation'이란 단어를 사용하는데 이것이 어쩌면 그들의 세계관을 반영하는 것이 아니겠는가!). 그런데 수술에 실패했다. 빈 라덴을 제거하지 못한 것이다. 그래서 차선책으로 압도적인 경제적·군사적 힘을 앞세워 엄청난 방사선 치료제와 강력한 항암제를 투여했다. 그래서 아프가니스탄에 평화가 찾아왔는가? 결코 아니다. 심각한 사회문제만 불러일으켰고, 이제는 파키스탄에까지 전이가 일어나서 어려운 상황을 만들고 있다. 수많은 수술 실패 끝에 마침내 수술에 성공했지만 이미 다발성 전이가 일어나 파키스탄과 예멘 등으로 퍼졌다.

미국 행정부의 관점에서 볼 때 자국의 석유 자원 확보에 방해가 되는 사담 후세인 역시 암이었다. 그래서 아버지 부시 대통령은 수술로 사담 후세인을 제거하는 것이 쉽지 않다고 생각해서 우선 방사선 치료를 하고 항암제를 몇 차례 투여했다. 그러나 상태가 좋아지지 않았다. 암이 더 심해졌다고 생각한 아들 부시 대통령은 수술에 착수했고 수술실을 나서는 의사는 "수술이 잘되었습니다. 보이는 종양은 모두 제거했습니다"라고 말했다. 사담 후세인을 처형했으니까! 그러나 그 후 다발성 전이가 일어났다. 그래서 방사선 치료제와 각종 항암제를 투여했지만 상황은 악화되었다.

이 두 나라는 국민들이 엄청난 고통을 겪었고 지금도 겪고 있으며 여행도 갈 수 없는 지역이 되었다. 왜 이런 결과가 나타났을까? 미국이 군사력이 약해서? 아니면 경제력이 약해서? 그렇지 않다. 절대강자가 다른 외부 세력의 방해가 전혀 없는 상태에서 그것도 자기 혼자서는 모자라 지구촌의 부조를 얻어서 제압을 시도했지만 아프가니스탄과 이라크와 미국 모두 패배자가 되었다. 올바르지 않은 세계관으로는 문제를 해결하는 것이 얼마나 어려운지를 보여주는 단적인 예다.

힘과 돈과 시간과 지식과 정보를 가지고 무엇을 하는지를 보면 그 사람이 어떤 사람인지 알 수 있다고 한다. 마찬가지로 암 치료에서도 우리가 가진 힘으로 무엇을 하려고 하는지가 중요하다. 문제를 일으키는 자가 있으면 우선 구금하고 그다음에 더 강하게 처벌함으로써 사회를 바르게 한다는 안이한 생각을 하는 사람들이 있다. 전두환 전 대통령이나 부시 미 대통령이 그러한 사람들의 전형으로, 이들은 매우 쉽고 편리하고 공격적인 문제 해결 방식을 선호한다. 문제가 아주 심각하다고 생각되는 자는 사형에 처하고, 그다음 수위의 사람들은 감옥에 수감하고, 비딱하게 구는 사람들은 삼청교육대에 보내는 식이다. 그렇지만 그렇게 한다고 해서 사회가 밝고 건강해지는 것이 아니다. 증상만 완화할 뿐 근본적인 해결책이 아니기에 그러한 방식으로는 사회를 바르고 건강하게 만들 수 없다. 이와 마찬가지로 암종양이 생겼을 때 도려내고, 부가적인 조치로 방사선 치료를 하고, 빠르게 분화하는 세포를 공격하는 항암제를 투여한다고 몸이 건강해질 수는 없다.

신체조직의 치명적인 손상 없이 암종양을 제거해낼 수 있다면 수술을 하는 것도 괜찮다. 그러나 현대서양의학의 치료법은 암환자의 생존기간을 좀 더 연장해줄 수 있을지는 모르지만, 환자는 이전과는 전혀 다른 피폐한 삶과 암 치료의 부작용이라는 끔찍한 대가를 치를 가능성이 커진다.

암을 극복하기 위해서는 올바른 전제와 관점으로 상황과 현실을 인식하고, 올바른 방법으로 문제를 풀어가는 리더십을 우리 몸에 발휘해야 한다. 암과 싸울 것이 아니라 내 몸의 주인으로서 권위와 지도력을 가지고 암을 다스리는 '치병'을 해야 한다.

또한 공격적인 관점이 아니라 친화적인 관점에서 암을 다루는 법을 배우고, 부분적 관점이 아니라 전체적 관점에서, 분석적 관점을 넘어 총체적 관점으로 문제를 이해하고 접근해가야 한다. 그렇게 하는 것이 삶의 질을 크게 떨어뜨리지 않으면서 암을 극복하고, 더 나은 결과를 가져오는 지혜라고 확신한다.

암 극복의 목표를
설정하라

　어떤 일을 하든 목표가 있을 때와 없을 때의 결과는 확연히 차이가 난다. 목표가 무엇이냐에 따라서 어려움을 이겨나가는 힘의 크기도 달라지고, 목표를 이룬 뒤의 성취감도 달라진다.

　암을 극복하는 일 역시 마찬가지다. 암 극복을 통해 무엇을 이루고 싶은지 생각해보고 목표를 설정하면 그 과정에서 겪는 고통쯤은 초연히 이겨낼 수 있다.

암이 생길 수 없는 삶

　암을 치료하는 이유는 누구나 같다. 건강하게 살기 위해서다. 하지만 암을 치료하는 목표가 단순히 암이 생기기 전의 상태로 돌아가는 것이라면 그것은 바람직하지 않은 목표가 아닐까 생각한다. 많은 시간과 비용을 지불하면서까지 암을 극복했는데, 고작 암이 발생하기 이전의 상태로 돌아갔다면 그것은 그야말로 밑지는 장사가 아니겠는가? 암 발생 이전 상태로 돌아간다는 것은 또다시 암이 발생할 수 있는 상태로 돌아간다는 것이나 다름없는데, 굳이 안전이 보장되지 않는 목표를 설정할 이유는 없는 것이다.

　여기서 아주 기초적인 질문을 하겠다. 우리가 꼭 암을 이겨내야 하는 이유는 무엇일까? 사실 암을 이겨내도 언젠가는 죽게 돼 있다. 그러면 고작 몇 년 혹은 몇십 년 더 살려고 그렇게 많은 비용을 들이며 고통을 감수하는 것인가?

　암 극복의 바람직한 목표를 세울 때 우리 몸은 면역세포의 활동이 더 왕성해지는 효과를 누릴 수 있다. 면역학자들은 가치 있는 인생을 살아가는 사람들의 세포가 더 강한 면역력을 나타낸다고 말한다. 어떻게 보면 당연한 일이다. 살 이유가 분명하고 살아서 의미 있는 일을 많이 하길 원하는 사람이 더 신나게 살 것은 자명한 일이 아니겠는가? 그런 사람들의 혈액에서는 면역세포들이 더 왕성하게 활동할 수밖에 없다.

　그러면 바람직한 암 극복의 목표는 무엇이어야 할까? 바로 '암이 생길 수 없는 삶'이다. 암을 '인생을 위협하는 요소'가 아니라 '삶을 업그레이드하는 기회'로 인식할 때만이 이런 목표를 세울 수 있다. 그렇게 목표를 세우고 나면 암을 대하는 태도도 달라진다. 단순히 암종양을 없애는 수준이 아니라 다시는 암종양이 생길 엄두도 못 내게 하려면 어떻게 살아야 하는지를 생각하게 된다.

더 나아가 암 덕분에 더 풍성한 삶을 누리게 될 것이다. '합격'을 목표로 하는 수험생은 떨어질까 붙을까만 신경 쓰지만, '전체 수석'을 목표로 하는 수험생은 합격 여부 따위에는 신경을 쓰지 않는다. 암 극복도 그런 자세로 실천해야 한다. 단순히 암을 이겨내겠다는 목표를 넘어 더 높은 목표를 세우고 추구하는 삶으로 나아가야 한다.

창조주가 나를 이 땅에 태어나게 하고 이 땅에 살게 한 목적은 무엇인지를 생각해보자. 창조주가 내게 부여한 목적을 온전하게 달성하겠다는 목표를 가질 때 암과 동행하는 시간이 생산적이고 의미 있는 시간이 될 것이다.

암은 죽음을 올바로 맞이할 절호의 기회다

암과 동행하는 시간을 생산적이고 의미 있는 시간으로 만들어야 하는 본질적인 이유는 죽음이 인생의 전부가 아니기 때문이다. 죽음이 전부이고, 죽어서 아무것도 없는 무의 상태로 돌아간다면 죽음이 그렇게까지 두려울 이유가 없다. 죽음이 두려운 이유는 죽은 이후에 나의 삶에 대한 평가가 내려지기 때문이다. 그러므로 죽음을 늦추려는 노력도 해야 하겠지만 죽음을 올바르게 맞이할 수 있도록, 죽음 앞에서도 떳떳할 수 있도록 삶을 정리할 필요가 있다.

인생의 졸업 시험을 준비할 수 있는 절호의 기회가 바로 암과의 동행이라고 생각한다. 만약 암에 걸리지 않았다면 혹은 불의의 사고로 갑자기 세상을 떠난다면 그런 준비는커녕 소중한 사람들과의 관계를 바르게 재정립할 시간도 없지 않겠는가? 그런 점에서 암은 정말 소중한 기회다.

사람들은 암이 빨리 낫기를 소망하며, 기대하고, 기도하고, 심지어 안달을 내기까지 한다. 그러나 나는 빨리 나으려고 노력하지 않는다. 빨리 나으려고 노력하는 것은 그 시간을 아무 쓸모없이 낭비하는 시간이라고 인식하기 때문일 것이다. 나는 암과 동행하는 시간이 가치 있는 시간이라고 생각한다. 암과 동행하는 시간은 암에 걸리지 않았다면 도저히 이룰 수 없는 것을 이루고, 바꿀 수 없었던 것을 바꾸고, 꿈꾸지 못한 꿈들을 꾸게 하는 소중한 기회다.

나는 요즘 아내에게 애교를 많이 떤다. 정말 아내가 사랑스럽다. 가끔은 아내에게 재롱 잔치를 하는 아이마냥 굴 때도 있다. 특심한 열정으로 인생을 살다가 결국 암을 얻었지만 지금 아내와 함께 보내는 다정한 시간보다 가치 있고 거룩한 시간이 있었던가 하는 생각도 한다. 암은 신이 내게 주신 선물이다. 그러기에 비관적이지 않고 오히려 소망스럽다.

다른 암환우들도 자신이 암환자라는 사실을 수용하고 긍정적으로 활용하면 좋겠다. 빨리 나으려고 안달하는 것은 또 다른 스트레스를 불러와서 면역력을 떨어뜨린다. 그러니 "내년에도 암환자로 살아야 하나"라고 한탄하면서 우울해하지 않으면 좋겠다. 그런 생각이 오히려 암을 극복하기 어렵게 만든다.

혹 주변 사람들이 걱정스런 눈빛과 안타까운 표정으로 "요즘 건강이 어떠냐?"고 묻더라도 그들의 표정·눈빛과는 상관없이 "그저 그래요" 혹은 "괜찮아요"라고 담담하게 응대하는 방법을 배우면 좋겠다. 주변 사람들이 걱정해주고 건강 상태를 묻는 것은 감사한 일이지만 '낫고 있다고 말할까, 아니면 사실대로 말할까?' 하고 신경 쓰다 보면 스트레스로 인해 면역력만 떨어진다. 내가 암과 수년간 동행하면서 살펴보니 아주 가까운 사람들을 제외한 대부분의 사람들이 하는 "요즘 몸은 좀 어때요?"라는 질문은 그저 "How are you?"라는 인사말과 비슷하다는 생각이 들었다. 이런 질문을 던지면서 "I am not fine"이라는 대답을 기대하는 사람이 어디 있겠는가?

암이 가져다준 삶의 지혜와 변화

지식이 출중한 사람들은 잘나가던 젊은 날에는 연구하고 공부한 내용을 논문이나 단행본으로 출판하고, 노년이 되면 대개 회고록을 쓴다. 세상에서 가장 지혜로웠다는 솔로몬 왕도 젊은 시절에는 세상의 지혜를 가득 담은 잠언집을 쓰고, 노년이 되어서는 회고록이라 할 수 있는 『전도서』를 썼다. 나는 그의 『전도서』를 통해 보편적인 사람들이 밟아가는 3단계의 인생 과정을 보았다.

1단계는 성공을 추구하는 삶이다. 인생을 출발할 때는 누구나 성공을 향해 달린다. 어린 시절 가을 운동회에서 1등을 하기 위해 전력을 다해 달리듯이 모든 인간은 자기 나름의 성공을 향해서 전력 질주한다.

2단계는 성공한 것을 가지고 쾌락을 추구하는 삶이다. 추구하는 쾌락의 종류와 범위는 사람마다, 그가 이룬 성공의 크기마다 다르지만 사람들은 성적 쾌락이든, 권력이든, 취미든, 재물이든 그 내용이 어떠하든 나름대로 쾌락을 즐기며 살아간다.

그리고 그 끝에서 허무의 쓴맛을 본다. 세상에서 가장 지혜로웠고, 빌 게이츠보다 더 많은 재산을 가졌었고, 근동의 절대 권력자였으며, 아름다운 여자 1000명을 아내로 거느리고 산(그것이 축복인지 저주인지 잘 모르겠지만) 솔로몬은 인생의 끝에서 절규했다. "헛되고 헛되며 헛되고 헛되니 모든 것이 헛되도다"(전1:2)라고. 바로 이것이 인생의 3단계다.

솔로몬은 이렇게 인생의 끝에서 허무를 느끼지 않으려면 인생의 전략을 바꿔야 한다고 말한다. 성공을 향해 질주하는 삶에서 의미를 추구하는 삶으로 인생의 방향을 바꿔야 한다는 것이다.

"창조주를 기억하고 진리를 추구하는 올바른 인생의 목적을 향해 달려가라. 하지만 결코 그 목적을 이루는 과정을 단지 목적을 이루기 위한 수단으로만 생각하지 마라. 인생의 과정에 주어지는 노동과 결혼 생활,

사소한 행복을 창조주가 주시는 선물로 생각하며 즐겁게 살아가라. 그것이야말로 진정 인생을 풍성하고 지혜롭게 사는 길이다."

이렇게 솔로몬은 회고록에서 간곡하게 권유하고 있다.

암을 극복하는 과정도 마찬가지라고 생각한다. 암을 극복하기 위해서 노력하지만 암과 동행하는 과정 자체를 즐거워하고, 그 가운데서 의미를 발견하고 가치를 키워가며, 과거에 성취할 수 없었던 것들을 성취하기 위해 노력하는 것이 암과 동행하는 삶을 풍성하게 하는 지혜라고 생각한다. 암을 통해 인생을 선물로 주신 창조주 하나님을 만나며 그의 디자인 안에서 삶을 재설계하는 축복을 누리는 것이다.

나는 암환자가 되고 나서 솔로몬의 이 지혜로운 충고를 깊이 받아들이려고 노력해왔다. 그래서 내 삶의 비전을 추구하고, 그 과정 하나하나를 소중하게 여기고 즐기며 사는 법을 배워가고 있다. 자세히 말하면, 나에게 주어진 '실크로드 라이프 로드'의 비전, 즉 현대의 실크로드라고 할 수 있는 비즈니스계에 하나님의 생명수가 흐르게 하는 것과 비즈니스를 통해서 땅끝까지 복음을 전파하는 비전을 추구해나간다. 또 그 비전을 이루기 위해 나 자신이 '비즈너리(Businary)', 즉 100% 비즈니스맨이자 100% 미셔너리로서의 정체성을 견고히 하려고 노력하면서 이 모든 과정을 즐기는 법을 암을 통해 배워가고 있다.

5장

암종양 처리를 위한 가이드라인

암종양 처리의 기준과 환자의 대처

암환자가 되면 암종양을 어떻게 처리할 것인지에 관심의 초점이 맞춰진다. 실제로 암종양을 올바르게 처리하는 것은 암을 극복하는 데 매우 중요하다. 그러면 '암종양을 올바르게 처리한다'는 기준은 무엇이며 환자는 어떻게 대처해야 할까?

암종양을 친화적으로 대하라

가장 먼저 생각할 것은 '발생한 암종양을 공격적이고 적대적으로 대할 것인가, 아니면 친화적으로 대할 것인가'이다. 이것을 결정하기 위해서는 암이 무엇이며, 왜 내 몸에 생겼는지를 잘 생각해보아야 한다. 그리고 내 몸에 생긴 암종양을 공격적으로 대하는 것은 스스로 내 몸을 전쟁터로 만드는 것이라는 점을 알고, 암종양을 만든 사람이 바로 자신이고 암을 극복하는 책임도 자신에게 있다는 점을 인정해야 한다.

　나는 암종양을 공격적으로 대하지 않고 친화적으로 대하고 있다. 그래서 종종 암종양으로 인해 불편한 부위에 손을 대고 "내가 너를 힘들게 만들어서 이렇게 화가 났구나. 정말 미안하다", "내가 너를 너무 심하게 대한 것을 인정한다", "앞으로는 잘 대해줄 테니 그만 화를 풀고 사이좋게 지내보자"라고 다정하게 사과한다. 그리고 조용히 암종양이 요구하는 바가 무엇인지 마음의 소리를 들으려 애쓰고, 암종양을 긍휼히 여기고 사랑하려고 노력한다. 이렇게 하면 여유와 관용이 생기고 현실을 극복할 에너지가 생기며 암종양을 없앨 방법들도 떠오른다.

분석적 접근은 병원에 맡기고 면역력을 높이는 데 힘써라

　암이 생기면 암종양의 성격과 크기·모양·위치가 어떠한지, 수술이 가능한지, 어떻게 암종양을 제거할 수 있는지 검토하게 된다. 그를 위해 혈액검사를 하고 CT, MRI를 찍고 초음파를 하고 암종양을 일부 떼어내 조직검사를 하기도 한다. 그런 모든 행위는 발생한 결과에 초점을 맞춰 분석적 접근을 하는 것이다.

　이처럼 병원에서 분석적 접근을 한다고 해서 환자가 마음 놓고 있어선 안 된다. 암이 발생한 이유를 생각해보고 근본 원인을 치유하기 위해서는 무엇을 해야 할지 생각해야 한다. 병원에서는 대개 암이 발생한 원인과 그것을 제거하려면 어떻게 해야 하는지는 자세히 말해주지 않는다. 면역력을 높이는 방법도 따로 알려주지 않는다. 그러니 환자 자신이 방법을 찾아야 한다.

　한편으로는 암종양이 발생한 부위와 그 성장 추세로 보아 지금부터라도 적극적으로 면역력을 높이고 관리를 잘한다면 승산이 있는지를 사려 깊이 검토해야 한다. 몸의 면역력만으로 건강을 회복하기에는 이미 세력이 너무 커졌다고 판단되면 암종양을 키운 환경을 적극적으로 개선함과 동시에 암종양을 제거하거나 세력을 약화시키는 작업을 병행할 수밖에 없다. 이때는 몸을 정상화하기 위해서 이미 망가진 부품을 수선하거나 교체한다는 생각을 가지고 임하되, 면역력을 가장 적게 손상시키는 방법을 선택함으로써 몸 전체에 이익을 주는 지혜가 필요하다.

　나는 초기에 이런 사실을 제대로 알지 못해서 암이 온몸으로 전이되도록 방치하는 뼈아픈 실수를 범했었다.

암종양 제거 수술, 어떻게 대처해야 할까?

　암종양을 수술 없이 제거할 수 있다면 얼마나 좋을까마는 모든 일이 마음대로 되지는 않는다. 만일 수술을 피할 수 없다면 수술 전에 여러 가지를 고려해야 한다.
　일단 수술실에 들어가고 나면 환자는 어떤 결정에도 관여할 수 없다. 물론 보호자와 상의하겠지만 의사가 주도적으로 결정하기가 쉽다. 그러므로 수술에 임하기 전에는 만약의 상황을 대비해서 가이드라인을 정해 놓는 것이 좋다.

의사의 수술 스타일을 알아보라

수술을 집도하는 의사마다 스타일이 다를 수 있다. 어떤 의사는 발견되는 모든 암종양을 공격적으로 절제하려고 하고, 어떤 의사는 발견되는 암종양을 다 절제하지 못하더라도 환자의 생존 가능성과 삶의 질 등을 고려해서 소극적으로 절제하기도 한다. 이때 선택할 수 있다면 덜 공격적인 방법으로 수술받는 편을 권하고 싶다. 몸에 위협적인 암종양 부위만 제거하는 것이다.

그러나 수술하기 전에는 암종양이 얼마나 퍼져 있는지 추측만 할 뿐 정확히 알 수가 없다. 그러므로 수술에 들어가기 전에 수술의 가이드라인을 정하고 그것을 충실히 지키면서 수술하도록 의사에게 요청해야 한다. 우선 심한 부분은 절제하고, 나머지는 총체적으로 암종양을 다스려나가는 방법으로 치료를 시도해보겠다고 하는 것이다. 그런 요청을 받아들이는 의사가 많지 않겠지만, 시도는 해보는 게 좋지 않을까.

수술의 대가와 다른 대안을 충분히 검토하라

더불어 수술을 할 때 어느 부위를 얼마나 절제하는지, 그렇게 할 경우 치러야 할 대가는 무엇인지, 수술 후 생길 수 있는 부작용과 그것을 극복하기 위해 취할 수 있거나 취해야 하는 방법은 무엇인지, 그 부작용은 시간이 지나면서 사라지는지, 아니면 평생을 감내해야 하는지 등도 의사에게 물어 알아두어야 한다. 예를 들어 갑상선암은 비교적 쉽게 수술을 하지만 그 후유증은 평생을 가는 경우가 대부분이다. 암환자는 적어도 자신이 결정하는 것이 어떤 것을 의미하며 그 대가가 무엇인지를 알고, 다른 대안은 없는지, 그 대안의 장단점은 무엇인지를 심도 깊게 검토한 다음 행동에 들어가야 한다.

몇 년 전 국내 최고 수준의 대학병원에서 근무하던 약사가 위암 진단을 받고 자신이 근무하는 병원에서 수술을 받았다. 처음에는 위장의 일부만 절제하면 될 것이라는 담당의의 소견을 듣고 수술하기로 결정했다. 그러나 개복 후 암이 위장뿐만 아니라 다른 여러 장기로 전이된 것을 확인한 의사가 한꺼번에 장기 4곳을 전부 혹은 일부 절제했다. 결국 그 약사는 병원에서 한 달 남짓 고통스런 시간을 보내다가 유치원을 다니는 어린 자녀 둘을 두고 이 세상을 떠났다.

그가 입원해 있는 동안 나는 몇 차례 병문안을 갔다. 그때마다 얼마나 마음이 아팠는지 모른다. 그렇게 똑똑한 의사가, 그것도 자신과 같은 병원에서 근무하는 약사의 장기를 이토록 무자비하게 절제할 수 있을까 하는 생각이 절로 들었다. 창조주는 우리 몸을 만들 때 필요 없는 장기를 만드는 우를 범하지 않으셨다. 그런데 그렇게 소중한 장기들을 한꺼번에 잘라내고도 살아남을 것이라고 기대하는 의사의 판단에 심각한 문제의식을 느꼈고, 심지어 분노가 일었다.

그가 죽은 것이 의사만의 잘못이라고는 할 수 없다. 약사를 수술한 의사가 만약 능력이 없는 의사였다면 그 의과대학을 졸업하고 그 대학병원에 남아 있을 수도 없었을 것이다. 그리고 그가 같은 병원에 근무하는 동료를 죽일 마음으로 그런 수술을 하지는 않았을 것이다. 그렇다면 집도한 의사가 수술에 임하는 기준과 목표는 무엇이었을까? 그 의사의 행동을 최대한 이성적이고 합리적으로 이해해보려고 하니 아마도 그에게 이런 전제가 있었을 것이라는 생각이 들었다.

'암 수술의 최고 목표는 암종양을 할 수 있는 한 모두 없애는 것이다. 이 과정에서 환자의 생존을 고려해서 주의 깊게 암종양을 절제하지만 당장 생명에 지장이 없다면 가능한 암종양을 없애는 쪽을 선택하라. 이 과정에서 환자가 치러야 할 희생은 불가피하다.'

이런 전제가 있었기에 그 총명한 의사가 그런 수술을 한 것이 아니겠는가. 한편으로는 한꺼번에 4개의 장기를 전부 혹은 대부분 절제하고도 살아남을 수 있겠는가 하는 의문이 들었다. 설사 살아남더라도 그 후의 삶이 과연 제대로 된 삶이었겠는가 하는 생각도 들었다.

뇌출혈과 같은 질환은 분초를 다투는 급성질환이지만 암은 그런 질환이 아니다. 지금의 상태가 되기까지 적어도 몇 년에서 몇십 년이 걸렸을 수도 있다. 그 말은, 암은 며칠 더 시간을 끈다고 해서 상태가 심각해지는 질병이 아니라는 뜻이다. 그러므로 충분히 대안을 탐색하여 전체적인 로드맵을 검토한 후에 수술을 진행하는 것이 현명한 처사겠다.

방사선 치료, 꼼꼼히 따져보고 결정하라

　방사선 시술을 받을 경우에는 왜 하는지, 꼭 해야 하는지, 하지 않는다면 어떤 문제가 발생할 수 있고 그 확률은 어느 정도인지, 예상되는 문제를 극복할 다른 방안은 없는지를 꼼꼼히 따져봐야 한다.

　나는 아무런 사전 지식 없이 수술을 하고 방사선 치료를 받으라는 의사의 지시에 무작정 순종했다. 그 결과, 폐가 심각하게 섬유질화되어 폐에 암이 생기는 부작용을 겪었다. 이런 결과를 얻으려고 그토록 받기 싫은 방사선 치료를 비싼 돈을 주고 받았다니, 참으로 어리석었다. 미련하면서 성실한 사람이 조직에서 가장 위험한 사람이라던데, 암환자가 되고 나서 내가 바로 그런 사람이지 않았나 하는 생각이 들었다.

항암 치료는 무엇이며, 꼭 받아야 할까?

항암 치료를 받을 때는 항암제를 투여하는 목적이 무엇인지 잘 살펴봐야 한다. 그것이 이미 발생한 문제를 해결하기 위함인지 아니면 예방하기 위함인지, 항암제 투여로 문제를 해결할 수 있는 것인지 아니면 문제를 단순히 축소하거나 연장할 뿐인지 등을 잘 파악해야 한다.

항암제로 암을 완전히 없앨 수 있다고 말하는 의사는 별로 없다. 또 친분이 있는 의사들에게 사적인 자리에서 "당신 가족이 암에 걸리면 항암 치료를 하겠느냐?"고 물었을 때 대부분 "별로 권하고 싶지 않다"고 답하기도 했다.

항암제가 무엇인가? 다양한 메커니즘으로 작용하는 다양한 종류의 항암제들이 사용되고 있지만 기본적으로 항암제는 암종양이 지닌 특질 중 하나에 착안해서 그것을 집중 공격하는 화학물질이다. 그중에서도 '암종양은 빠르게 분화하는 세포'라는 특질에 착안해서 그런 특성을 지닌 세포를 공격하는 화학물질을 의약품으로 개발한 것이 가장 일반적인 항암제다. 근래에는 여기에서 조금 더 나아가 암세포의 세밀한 특징에 착안해서 그런 세포만을 집중 공격하는 화학물질을 사용하고 있다. 하지만 그 메커니즘은 대동소이하며, 여전히 공격적인 세계관에 기초한 치료법이라고 할 수 있겠다.

예전에는 항암제를 아주 강도 높게 투여해서 암종양이 죽든지 아니면 환자가 망가지든지 비교적 빠른 결과를 보는 방식을 택했다. 승부수를 던지는 식의 암 치료였다고 할 수 있다. 그래서 항암제 투여에 따른 고통이 너무 심해 "죽으면 죽었지 더 못하겠다"며 중도에 포기하는 환자들도 많았고, 또 결과가 너무 일찍 나왔다. 이는 병원과 제약회사에는 결코 이익이 되는 일이 아니었다. 그래서 고안한 것이 바로 칵테일 요법이니 표적 치료제니 하는 것들이다. 술도 그냥 마시는 것보다 섞어서 마시면 부드럽고 목 넘김이 좋다. 그처럼 여러 종류의 항암제를 함께 섞고 강도를 낮춰 항암제 투여에 따른 고통을 많이 줄인 것이 칵테일 요법이다. 동시에 암종양도 타격을 덜 받게 되었다. 이 방법을 사용함으로써 환자는 과거보다 덜 고통스럽고, 병원은 더 오랫동안 환자를 붙잡아둘 수 있게 되었다. 그러나 환자 입장에서 보면 더 오랜 기간 더 많은 비용을 지불하면서 서서히 죽어가는 것이나 다름없는 것 아닌가 하는 생각도 든다. 그러니 항암 치료는 아주 신중하게 결정해야 한다.

기존에 나와 있는 항암제가 내 암종양에 어느 정도나 효과가 있는지를 확인하는 것도 중요하다. 항암제가 잘 듣는 암도 있지만 그렇지 않은 암도 있기 때문이다. 내가 걸린 암에는 항암제가 별로 효과가 없는데도 병원에서 해줄 수 있는 것이 그것밖에 없었기 때문에 의사는 항암제 투여를 제안했었다. 그 방법이 효과적이라서가 아니라 의사가 선택할 수 있는 유일한 수단이었기 때문에 권한 것이었다.

다행히 나는 그때 내 몸속의 종양에 대한 의학 지식이 어느 정도 있었기에 항암 치료를 거부할 수 있었다. 만약 그때 내가 의학 지식이 없어 덜컥 항암 치료를 받았다면 지금 어떻게 되었을까를 생각하니 아찔할 뿐이다.

새로운 치료법,
암 극복에 얼마나 기여할까?

　요즘 어려운 전문용어와 첨단 장비로 무장한 새로운 암 치료법들이 선보이고 있다. 새로운 암 치료법들은 유전자 요법이나 본인의 혈액을 이용해 대식세포들을 증식시켜서 다시 몸에 주입하는 방법, 체온을 높여서 치료하는 온열요법 등 다양하다. 이 치료법들은 암세포의 다양한 특징을 토대로 개발되고 있다. 즉 세포의 유전자 꼬리에 있는 자살 시스템이 고장난 원인을 규명하여 치료하려는 견해, 낫지 않는 만성 염증으로 인해 암종양이 생긴 것이라는 의견, 암은 저산소세포 또는 혐기세포라는 견해, 암은 체온이 낮은 부위에 발생한다는 견해 등을 기초로 하고 있다. 또 암세포의 특성을 변화시키는 데 도움을 준다는 다양한 대체요법과 약품 혹은 건강보조식품들이 개발되어 시판되고 있다.

일각에서는 이러한 방법들이 아주 효과가 좋다고 주장하지만 두고 볼 일이다. 그 이유는 암 치료에 접근하는 전제 자체가 적절한가 하는 의문이 들기 때문이다.

암 극복의 진정한 의미를 생각하라

그러나 암을 극복하는 가장 확실한 방법은 새로운 치료법을 적용하는 것이 아니라 내 몸에서 암종양을 없애는 것을 넘어 암이 발생하지 않을 건강하고 온전한 삶의 방식을 습관화하는 것이다. 그러지 않으면 암이 재발하고 더 참담한 삶을 살게 될 것이다.

사실 암종양을 없애는 수술과 방사선 치료, 항암 치료를 받아 더 이상 암종양이 보이지 않는다고 해서 암을 온전히 극복한 것은 아니다. 재발의 위험에서 벗어나려면 암종양을 없애는 것을 넘어 올바른 것으로 삶을 채워야 한다. 그렇게 건강한 삶을 영위해갈 때 비로소 온전히 "암에서 치유되었다"고 할 수 있다. 그런 의미에서 암은 우리를 온전한 삶으로 초대하는 초대장이라고 할 수 있다.

똑똑한 바보로 머물지를 결정하라

오늘날 질병을 치료하는 방식은 주로 증상을 치유하는 데 초점이 맞춰져 있고, 근본 원인을 치유하는 방향으로는 발전하지 못하고 있다. 근본 치유를 하기 위해서는 원인이 무엇인지를 파악해야 하는데 그것이 쉽지 않기 때문이다.

하지만 좀 더 면밀히 살펴보면 그 근본 원인은 대부분 창조 질서를 무시한 사람들의 삶의 방식이 가져온 것들이다. 이 근본 원인을 제거하려면 윤리적 책임의 문제가 제기될 수 있고, 삶의 방식을 근본적으로 바꿔야 할 수도 있다. 이 방법은 표면적으로는 더 많은 비용이 들고 더 어려워 보일 수 있다. 또 상대적으로 매력적인 비즈니스가 될 수 없는 것처럼 보이기도 한다. 그래서 '인간은 끊임없이 발전할 수 있고 과학과 기술은 더 나은 삶을 가져다줄 수 있다'는 천진난만한 낙관주의가 과학에 대한 맹신으로 이어져 근본적인 치유보다 직면한 문제를 해결하는 방향으로 치료가 시도되는 것이다.

문제의 원인을 없애기 위해 삶을 바꾸기보다는 겉으로 드러난 증상만 없애려는 방식으로 응대하는 것이 이 시대의 특징이다. 바로 '똑똑한 바보'들의 행진이라고 할 수 있다. 과학이 엄청나게 발전하고 있다고 말하지만 인류의 미래는 누구도 낙관하지 못한다. 의학 기술은 발달하고 있지만 더 많은 새로운 질병이 생겨나고 환자들 역시 기하급수적으로 늘어나는 것을 보라. 과연 우리가 올바른 방식으로 질병을 치료하고 있는

지 자성이 필요하다.

　암 역시 암종양을 제거하는 증상 치료만으로는 제대로 극복할 수 없다. 그래서 암을 생기게 한 근본 원인을 없애는 작업을 병행해야 한다. 어떤 면에서 질병은 창조 질서를 회복하라는 부르심일 수도 있다. 그런 점에서 암의 근본을 치유하는 것은 고통스러운 과정이 아니라 삶을 업그레이드하는 생산적인 과정이 될 수 있다.

6장 암 치병을 위한 실천 과제

암 치병은 암종양을 친화적으로 처리하면서

암이 생긴 원인을 제거하는 것이라고 할 수 있다.

암과 동행하면서 행해야 할 사항들은

암이 내 몸에 생긴 원인을 찾는 것(깨진 관계를 찾아 회복하기),

면역력을 증강시키는 것,

몸속의 독소를 체외로 배출시키는 것,

통증을 잘 관리하는 것으로 정리할 수 있다.

part 1

6가지 영역의 깨진 관계 회복하기

앞에서 질병을 바라보는 다양한 세계관을 얘기하면서 나는 멜라네시아인들의 세계관에 동의한다고 했다. 그들은 깨진 관계가 질병을 부른다고 생각하는데, 그러한 관점은 암에도 똑같이 적용된다. 그렇다면 깨진 관계를 찾고 회복하는 길이 곧 암을 치유하는 방법이지 않을까?

깨진 관계의 영역은 대략 6가지로 나누어볼 수 있다. 이 장에서 열거한 6가지 영역을 살펴보다 보면 자신의 삶에서 두드러지게 깨진 영역들이 보일 것이다. 그 깨진 영역이 장기간 지속적으로 세포가 근무하는 환경을 열악하게 만들었고, 그로 인해서 세포들이 파업을 하는 상황인 암종양을 만들었다고 설명할 수 있다. 따라서 암을 극복하려면 우선 자신의 삶에서 관계가 깨진 부분을 찾고 그 부분을 어떻게 개선할지를 생각해야 한다.

암의 근본 원인 점검표 : 6가지 영역 중에서 가장 두드러지게 관계가 깨진 영역은 무엇인가?

영역	깨진 관계	점검하기
섭취 식품과 식습관	섭취 식품 : 균형이 파괴되거나 영양이 없는 식품을 주로 먹는다	
	• 지방	
	• 백미, 백설탕, 백분 등의 정제 식품	
	• 오염된 물, 술, 청량음료 등 순수하지 않은 음료	
	• 담배 등 해로운 기호식품	
	식습관 : 불규칙적으로, 급하게, 많이 먹는다	
생활방식과 거주 환경	거주 환경 • 공기가 탁하다	
	• 소음이 많다	
	• 채광이 좋지 않다	
	• 수맥이 흐른다	
	수면과 배변 습관 • 충분히 자는가?	
	• 편하게 자는가?	
	• 배변은 규칙적으로 하는가?	
일을 다루는 방식	몹시 고되게 일하거나 일을 몰아치며 한다	
	완벽함을 추구한다	
	협력하기보다 단독으로 한다	
	경쟁의식이 지나치게 강하다	
자아를 다루는 방식	스트레스를 해소할 방법이 딱히 없다	
	문제가 생기면 자신을 질책하곤 한다	
	걱정 근심이 많은 편이다	
	운동을 거의 하지 않는다	
대인관계	나에게 피해를 준 사람을 좀처럼 용서하지 못한다	
	좋거나 싫은 감정을 잘 표현하지 못한다	
	싫어도 거절하지 못한다	
	마음의 감옥이 미운 사람들로 꽉 찼다	
절대자와의 관계	제조회사(창조주)가 만든 인생사용설명서를 무시하며 산다	
	'내 삶은 내가 책임진다'는 생각에 참된 휴식을 취하지 못한다	
	절대자에게 인생의 짐을 맡기지 못하고 늘 자신이 지고 산다	
	숨겨둔 죄악이 있어 영적 평안을 누리지 못한다	

제1영역
섭취 식품과 식습관

현대인이 주로 섭취하는 식품과 식습관에는 깨진 부분이 많다. 우선 자신의 식습관을 돌이켜보자. 정시에 정량을 꼭꼭 씹어서 식사하는가? 영양의 균형을 생각해서 정성스레 차린 식사로 골고루 영양을 섭취하는가? 불행하게도 그런 사람은 많지 않다. 오늘날 대부분의 사람들은 그저 허기를 달래기 위해 대충대충 식사를 한다. 그러다 보니 빨리빨리 먹어치운다. 또 영양의 균형을 상실했거나 인체에 해가 되는 식품을 섭취하는 경우가 많다.

식품은 왜 이렇게 변했나

오늘날 시장이나 마트에서 구할 수 있는 대부분의 식품들은 건강한 먹을거리라기보다 '보기 좋은 상품'에 불과하다. 농경시대에는 자신이 먹기 위해 생산 활동을 했기 때문에 최대한 건강한 농산물을 생산했다. 그러나 오늘날에는 판매를 목적으로 농사를 짓기 때문에 어떻게 하든지 더 많은 곡물을 더 적은 비용으로 생산하는 경제성을 중요시하게 되었다. 그 결과 땅은 척박해지고 소와 돼지와 닭을 비롯한 가축들은 병들어 건강한 고기, 우유, 달걀을 제공받기 힘들어졌다.

지난 5년 동안 시골에 살며 관찰했더니 아직 코를 뚫지 않는 송아지 때를 제외하고는 소들이 우사를 떠나서 운동을 하거나 햇빛을 보는 일은 아주 드물었다. 소들은 풀 대신 항생제로 버무린 곡물 사료를 먹고 자란다. 돼지는 또 어떠한가? 철저히 가두어 놓고 비육한다. 닭은 어떠한가? 하루에 달걀 두 개를 낳게 하기 위해서 밤에도 불을 밝히고 잠을 제대로 재우지 않는다. 육계는 아예 통 속에 가두어 움직이지 못하게 하는 곳도 있다.

농산물도 대부분 제초제와 살충제로 오염되어 있고, 화학비료를 듬뿍 뿌려 생산한다. 때로는 발육촉진제를 사용하며 인위적으로 당분을 주입하기도 한다. 또 농산물의 수확 시기가 언제인지 알 수가 없어진 지 오래이며, 노지재배한 것인지 비닐하우스 제품인지를 확인해야 하는 형편이 되었다. 인간이 모든 환경을 이익을 잣대로 재편한 나머지 육류와 곡물과 채소를 건강하지 못한 상품으로 생산하게 되었다. 건강하지 못한 먹을거리를 먹으니 건강에 이상이 생기는 것은 당연한 결과다.

돈을 벌기 위해 인체에 해로운 먹을거리를 만들고, 그것이 부메랑이 되어서 결국 자신의 건강을 해치고 있는 것이다.

스마트한 현대인들의 현명하지 못한 식습관

이렇게 열악한 식품 환경 속에 살면서 해로운 식습관으로 자신의 건강을 파괴하는 이들이 많다. 지방을 과다하게 섭취하거나 배아가 없는 곡물을 섭취하고, 백설탕·백분 등 영양가 없고 해로운 음식을 습관적으로 섭취한다. 또 오염된 물·술·청량음료 등 건강을 해치는 것을 마시고, 백해무익한 담배를 피우는 등 섭취 식품과 식습관이 많이 왜곡되어 있다.

우리 몸의 건강은 일차적으로 우리가 먹는 음식과 가장 밀접한 관련이 있다. 우리 몸에 암종양이 생긴 원인은 다양할 수 있지만 암종양은 어쨌든 몸에 생긴 것이므로 우선 몸에 좋은 음식을 올바르게 섭취하는 것이 중요하다. 그래서 암환자들은 무엇을 먹어야 하는지에 많은 관심을 기울이며 항암 식품을 찾는다.

그러나 항암 식품을 알아가다 보면 '도대체 항암 식품이 아닌 것이 무엇인가?'라는 의구심이 들 정도로 거의 대부분의 식품들에 항암 성분이 함유되어 있다. 항암 식품 리스트에 없는 것들이 강력한 항암 작용을 하는 식품으로 판명되었다는 보도도 심심찮게 있다. 사실 무엇을 먹느냐 못지않게 어떻게 먹느냐가 어쩌면 더 중요할 수도 있다.

그렇다면, 무얼 어떻게 먹어야 하는가

음식은 몸에 좋은 것과 입에 좋은 것으로 구분해볼 수 있다. 입이 좋아하는 음식이 몸에도 좋다면 더할 나위 없겠지만 일치하지 않는 경우가 많다. 그래서 우리는 몸의 수문장인 입과 혀에 좋은 음식을 먹을 것인지, 몸 전체에 좋은 음식을 먹을 것인지 선택해야 한다. 『내가 정말 알아야 할 모든 것은 다 유치원에서 배웠다』는 어느 책의 제목처럼 기본 지침을 지키는 것이 중요하다.

● **천천히 꼭꼭 씹어 먹는다**

정량을 정시에 천천히 꼭꼭 씹어서 골고루 먹는 것이 바른 식사법이다. 사실 꼭꼭 씹어 먹기가 생각만큼 쉬운 일이 아니다. 많은 책에서 50회 정도 씹어서 먹으라고 제안하지만 실제로 50회가 아니라 20회도 씹기 전에 음식물이 자동으로 목구멍으로 넘어가버린다.

어떻게 해야 할까? 습관을 들여야 한다. 우선, 음식물을 한 숟가락 입에 넣고 숟가락을 식탁 위에 내려놓아라. 그런 다음 음식물이 넘어가지 않게 목구멍을 닫고 충분히 씹은 다음 삼켜라. 이렇게 며칠이고 반복하다 보면 습관이 된다.

아침 식사 때 밤고구마를 물 없이 먹어보라. 밤고구마는 조금만 덜 씹고 넘기면 당장 목구멍이 막히는 것 같은 느낌이 든다. 그런 밤고구마를 물 없이 먹을 수 있을 정도로 입에서 충분히 씹은 다음 삼키면 합격이다.

● **물은 식사 1시간 전후에 마신다**

물을 언제 마시느냐도 중요하다. 물은 식사 1시간 전후에 마시고, 식사 도중에는 되도록 마시지 않는 것이 좋다. 식사 도중에 물을 마시면 음식물이 침과 충분히 섞이기 전에 위로 내려갈 가능성이 높고, 위액을 희석시켜서 소화력을 떨어뜨리기 때문이다.

● **자연에서 난 그대로가 좋다**

좋은 음식 섭취의 기준은 자연식, 균형식, 전체식이다.

암환자에게 음식 섭취의 가장 중요한 기준은 자연식인데, 창조된 그대로를 먹는 것이다. 본래 자연이 준 음식은 대부분 건강한 것인데 사람들의 탐욕이 음식을 나쁘게 만들었다. 몸에 좋은 음식보다는 보기 좋은 음식, 영양가가 높은 음식보다는 생산성이 높은 먹을거리를 생산하는 인간의 근시안적인 이기심이 음식을 파괴했다고 할 수 있다. 자연이 제공한 그대로를 최소한으로 가공하거나 요리한 것일수록 더 몸에 좋다고 할 수 있다.

균형식은 모든 음식을 골고루 먹는 것이다. '골고루'의 기준은 무엇일까? 첫째는 다양한 색깔의 음식을 골고루 먹는 것이다. 적색, 청색, 황색 등 여러 색깔의 음식을 함께 섭취하는 것이 한 가지 색의 음식만 먹는 것보다 낫다. 둘째는 뿌리채소와 줄기채소, 열매를 골고루 먹는 것이다.

전체식이란 자연이 제공하는 것을 통째로 섭취하는 것이다. 예를 들어서 큰 토마토 일부를 먹는 것보다는 방울토마토를 통째로 여러 개 먹는 것이 나으며, 껍질째 먹는 것이 더 낫고, 큰 생선의 일부를 먹는 것보다 멸치처럼 전체를 먹는 것이 낫다고 할 수 있다. 그렇게 할 때 식품을 구성하는 모든 영양소를 온전하게 섭취할 수 있다.

● **재배 방식, 조리법, 감염 여부도 꼼꼼히 따진다**

조리 방법도 중요하다. 찌거나 삶은 것이 기름으로 튀긴 것보다는 더 좋다. 암환자는 면역력이 약하기 때문에 날것을 먹을 때는 세균에 감염되지 않도록 조심해서 먹어야 한다. 화학비료, 살충제와 제초제, 성장촉진제를 쓰지 않거나 덜 사용한 유기농 제품이나 친환경 제품이 좋다. 물론 자연에서 천연으로 난 것을 채집해 먹는 것이 가장 좋다는 것은 두말할 필요도 없다.

● **'언제든 좋은 음식을 먹어야 한다'는 강박관념을 버린다**

환자가 되면 밥맛도 입맛도 없을 때가 많다. 그렇더라도 건강을 위해 좋은 음식을 먹으려고 노력해야 한다. 그러나 이런 노력이 스트레스로 작용해서 몸의 면역력을 떨어뜨리고 우울하게 만든다면 그것 또한 바람직하지 않다. 그러므로 몸에 좋은 음식을 먹되 가끔은 자신을 격려하고 기분을 좋게 하기 위해서 먹고 싶은 음식을 먹어주는 센스를 발휘하자. 면역력을 끌어올리고 즐겁게 암과 동행하기 위해서는 이렇듯 몸에 좋은 음식과 입에 좋은 음식의 균형을 적절히 유지하는 것이 좋다.

다만 입에만 좋은 음식을 건강을 해칠 만큼 지나치게 섭취하지는 말아야 한다. 통제할 수 있을 때는 최대한 몸에 좋은 음식을 섭취하려고 노력하라. 하지만 통제할 수 없는 상황, 예를 들어 밖에서 손님들과 외식을 할 때는 상대적으로 건강한 음식을 골라서 감사한 마음으로 즐겁게 먹어라. 그것이 '이 음식, 먹어도 될까? 건강에 나쁜 영향을 주지 않을까?' 하고 고민하는 것보다는 건강에 더 도움이 된다.

사람들은 내가 암환자인 것을 알고 "식사는 어떻게 하세요? 음식을 가려서 드시겠죠?"라고 묻는다. 그러면 나는 "당연히 가려서 먹지요. 저는 맛없는 것은 안 먹습니다"라고 웃으면서 말한다. 나는 최대한 건강한 음식을 먹으려고 노력한다. 그러나 사회생활을 하다 보면 그렇게 할 수 없을 때가 많다. 그때는 상대적으로 건강한 메뉴를 골라서 감사한 마음으로 즐기면서 먹는다.

● **어머니가 해주시던 음식이 건강한 음식이었는지 되짚어본다**

우리는 음식을 먹을 때 본능적으로 그 음식 맛을 평가하게 되는데 그 평가 기준은 대부분 어릴 때 먹은 어머니가 해주신 음식 맛이다. 물론 결혼 생활을 오래 하고 아내를 무척 사랑하는 사람이라면 그 기준이 아내가 해주는 음식 맛으로 바뀌었을 수도 있다. 그래도 어릴 때 먹던 음식 맛을 잊지 못한다. 그래서 간혹 그런 음식을 먹으면 행복해진다.

그런데 과연 어머니가 해주시던 음식 맛이 건강한 맛의 기준으로 합당할까? 결코 아니다. 가족력은 그 집안에서 주로 먹어온 음식과 무관하지 않다. 그러므로 암환자가 되면 지금까지의 식습관과 식단이 바람직하지 못했다는 것을 인정하고 지금부터라도 바꾸려고 적극적으로 노력해야 한다. 나는 맵고 짠 음식을 좋아했는데 암환자가 되고 나서 입맛이 많이 바뀌었다. 이제는 일반 식당의 음식이 대개 짜게 느껴진다. 이처럼 노력하면 몸에 밴 입맛도 바꿀 수 있다.

좋은 음식을 판별하는 기준

암환자가 되고 나서 어떤 음식을 먹고 어떤 음식을 먹지 말아야 하는지 그 기준을 알기가 쉽지 않았다. 구체적으로 어떤 음식이 건강에 좋은지는 많은 책들에 나와 있기 때문에 자세히 기술하지 않고 부록에 간단히 소개하도록 하겠다. 여기에서는 좋은 음식을 판별하는 기준을 정리해 본다.

● **건강한 씨를 지닌 음식을 씨와 함께 먹어라**

"하나님이 이르시되 내가 온 지면의 씨 맺는 모든 채소와 씨 가진 열

매 맺는 모든 나무를 너희에게 주노니 너희의 먹을거리가 되리라."(창 1:29)

『성경』, 즉 인생사용설명서의 지침인데, 그 핵심은 채식이며 그중에서도 가장 핵심이 되는 요소는 바로 '씨앗'이다.

요즘 논란이 되고 있는 유전자변형농산물(GMO)의 문제점은 바로 씨앗에 존재하는 생명력을 변형하거나 침해 혹은 거세하기 때문에 우리 몸에 심각한 악영향을 미칠 우려가 있다는 것이다. GMO를 키우는 사람들은 그것들이 인체에 어떤 영향을 미치는지 잘 알지 못하고 별로 알려고도 하지 않는다. 또 수확한 씨앗으로 다시 씨를 뿌려 농사를 지을 수 없게 씨앗의 재생산력에 제한을 가해 식량 제국주의를 추구하고 있다. 그로 말미암아 식탁 오염과 식량 주권 찬탈이라는 위험성을 낳고 있다.

GMO의 비중이 늘고 있긴 하지만 되도록 인증된 유기농 식품을 선택하고 건강한 씨가 있는 음식을 씨와 함께 먹는 것이 좋다. 오늘날 대부분의 식당에서는 씨, 즉 배아가 없는 흰밥을 제공하고 대부분의 가정에서도 흰밥을 먹는다. 하지만 암환자는 씨가 있는 식품을 주식으로 먹도록 노력해야 한다. 비록 입에는 약간 거칠게 느껴질지 모르지만 현미밥을 먹어야 하는 이유가 여기에 있다. 지금까지 나는 주일 점심 때 현미밥을 제공하는 교회를 본 적이 없어서 아쉬웠다. 앞으로 현미밥을 먹는 운동이 전국민적으로 일어나면 좋겠고 교회가 앞장을 서면 좋겠다. 그러면 건강보험 재정도 상당히 쉽게 개선되지 않을까 생각한다. 또한 물도 냉장고에서 금방 내어 온 찬물이 아니라 따뜻한 물을 마시는 캠페인을 하면 국민건강을 손쉽게 증진하고 덜 공격적인 사회를 만들 수 있지 않을까 생각한다.

● **육류와 밀가루는 오염되지 않은 것을 골라 적당히 먹어라**

노아 홍수 이후에 하나님께서는 "모든 산 동물은 너희의 먹을 것이 될지라. 채소같이 내가 이것을 다 너희에게 주노라. 그러나 고기를 그 생명 되는 피째 먹지 말 것이니라"(창9:3-4)라고 말씀하심으로 사람들의 식단에 육류와 어류를 추가해주셨다.

노아 홍수 이전에는 채소만 주셨는데 홍수 이후에는 왜 고기류를 추가하셨는지에 대해서는 인간이 사는 생태 환경이 변했기 때문이라는 해석을 비롯하여 몇 가지 의견이 있다. 해석의 다양성은 논외로 하더라도 분명한 것은 식단에 고기가 추가되었다는 것이다.

오늘날 암환자의 육류 섭취와 관련해서는 다양한 견해들이 있다. 요약해보면 자연요법을 하는 사람들은 대체로 육류 섭취를 엄격히 금해야 한다고 주장하고, 현대서양의학을 하는 사람들은 적당량의 육류를 섭취하는 것은 괜찮다고 주장한다. 일반적인 견해는 건강한 사람이 적당량의 육류를 섭취하는 것은 괜찮지만, 암환자는 육류를 섭취하면 소화장애가 생기기 쉽고, 육류가 소화되는 과정에서 독소를 많이 배출하기 때문에 삼가는 것이 좋다는 것이다. 그래서 암환자에게는 고기류와 면류 섭취를 엄격하게 금하는 것이 일반적이다.

그런데 하나님께서는 제사장의 음식 중 하나로 제사에 바친 고기와 빵을 주셨다. 그렇다면 하나님께서 자신을 섬기는 제사장들에게 건강에 해로운 음식을 주신 것일까?

완전한 지혜를 지니신 하나님께서 자신의 종들에게 좋은 음식을 주셨을 것임은 분명하다. 그러므로 육류나 면류를 섭취하는 것 자체가 문제가 되지는 않는다고 생각한다. 다만 그 음식을 섭취하는 방식과 음식의 성격이 많이 달라졌기 때문에 그것을 회복하는 것이 관건이라고 할 수 있다.

제사장들은 피와 기름을 완전히 제거한 고기를 삶아서 먹었다. 사실 하나님께서는 고기에 있는 기름을 태워 없애는 제사를 드리게 함으로써 해로운 기름은 원천징수하셨다. 제사는 하나님께 드리는 성스러운 의식이지만 하나님께서 사랑하시는 사람들을 보호하시는 장치로도 작용한 것이다. 또 그 고기들은 항생제와 성장촉진제에 오염되지 않았고, 키우는 과정에서 극도의 스트레스를 받지도 않았고, 풀 대신 사료를 먹어서 영양이 불균형해진 고기도 아니었다. 그리고 원래 하나님께서 제사장에게 주신 밀가루 역시 건강에 좋은 것이었다. 그러나 오늘날 생산되는 대부분의 밀가루는 그렇지 않다. 밀을 재배하는 과정에서 엄청난 농약을 뿌릴 뿐만 아니라 유통 과정에서도 약품 처리를 한다. 그뿐이 아니다. 도정 과정에서 배아가 떨어져 나가고, 요리하는 과정에서도 몸에 좋은 영양소가 상당 부분 파괴된다.

암환자가 육류를 과다하게 섭취하는 것은 소화와 섭취 과정을 생각할 때 권할 만한 일은 아니지만 소량을 섭취하는 것은 무방하다고 생각한다. 마찬가지로, 면류를 좋아하는 사람이라면 좋은 통밀가루로 만든 것을 가끔 섭취해도 무방하다. 다만 좋은 고기와 면류를 선택해서 건강하게 요리해서 먹는 것이 관건이다.

● **볶은 곡식을 씹어 먹어라**

제사장에게 제공된 음식 중에는 볶은 곡식이 있기 때문에 볶은 곡식을 섭취하는 것이 좋다고 주장하는 사람들도 있다. 볶은 곡식은 소화와 흡수를 고려할 때 좋은 음식이라고 할 수 있다.

선식이 좋다고 권하는 분들도 있다. 그런데 선식을 먹을 때는 씹을 필요가 없어진다. 그럼 치아는 할 일을 잃게 된다. 치아에게서 할 일을 빼앗는 것은 바람직하지 않다. '가장 좋은 것은 창조한 대로의 음식을 창조한 방식대로 먹는 것'이라는 점에서 선식을 장기간 먹는 것이 과연 몸에 이로울지는 의문이다.

식습관을 바꾸는 비결, 식사예배

바꾸기 가장 힘든 것 중 하나가 바로 식습관이다. 어떻게 하면 식습관을 바꿀 수 있을까? 나도 많은 노력과 시도를 해보았다. 음식을 입에 넣고 50회 정도를 씹으려고 노력했는데 쉽지 않았다. 몇 번 씹다 보면 그만 목구멍으로 넘어가버린다. 그래서 잘 씹기 위해서 음식물을 빨리 삼키지 않으려고 노력했다. 또 음식을 한 입 넣고 나서는 일단 숟가락을 식탁 위에 내려놓으려고 노력했다. 그러고 나서야 조금씩 나아졌다.

예전에 나는 활동하기 위해 식사를 했었다. 그래서 되도록 빨리 음식을 먹어치웠다. 이런 내가 어떻게 식습관을 바꿀 수 있었을까?

바로 매끼 식사가 하나님께 올리는 예배라는 생각을 하면서부터 식습관을 조금씩 바꿀 수 있었다. 예배는 대충 드릴 수 없고, 더구나 때우기식으로 할 수는 없는 노릇이다. 하나님께서 주신 생명을 건강하게 유지하기 위한 식사를 성전인 내 몸을 잘 관리하는 예배라고 생각하니 조금씩 식습관이 바뀌었다. 물론 주일예배도 권태롭게 드리는 신자들이 많은 요즘 '식사=예배'라는 개념이 얼마나 도움이 될지 모르지만 내게는 변화의 계기가 되기에 충분했다.

이렇게 '식사는 예배다'라는 생각을 하면서부터는 혼자서 식사를 할 때도 상을 제대로 차려서 먹었다. 강원도 산골에서 요양을 하면서 가장 힘들었던 것 중 하나가 혼자서 식사를 하는 것이었는데, '식사는 예배다'라고 생각하면서부터는 그런대로 잘 지낼 수 있었다.

제2영역
수면 습관과 생활환경

생활환경, 수면 습관과 관련해서 가장 중요한 원칙은 '창조된 대로 사는 것'이다.

잠은 소모적인 행위가 아니다

낮에는 일하고 밤에는 쉬고, 그렇게 6일 동안 힘써 일하고 하루는 쉬는 것이 바로 창조된 대로 사는 것이다.

「밤을 잊은 그대에게」라는 라디오 프로그램 제목처럼 이 시대는 정말 밤을 잊은 시대가 되었다. 밤 11시에 지하철을 타도 번잡하긴 마찬가지이다. 그런데 밤이 되어도 쉴 수 없는 이 사회적 분위기가 수많은 질환을 불러들이고 있다. 창조한 대로, 낮에는 일하지만 어두워지면 집으로 돌아와서 쉬어야 한다. 저녁 11시 이전에는 잠을 청하는 습관을 들이고 침실 조명은 깊이 잠들 수 있도록 어둡게 하는 것이 좋다.

성공한 사람들의 저서를 보면 잠을 적게 잔 것이 성공 비결처럼 되어 있다. 잠을 적게 자고 그 시간에 일하는 사람을 성실하고 능력 있는 사람처럼 묘사하기도 한다. 정말 잠은 소비적인 행위일까? 결코 아니다. 잠을 적게 자면 지식은 넓힐 수 있을지 모르지만, 지혜를 얻기는 쉽지 않다. 잠을 적게 자며 일하면 성취는 좀 더 많이 이룰 수 있을지 모르지만, 공감 능력이 떨어져 평화롭고 행복한 삶을 꾸려나가기는 어렵다.

잠으로 충분한 휴식을 취하려면 수면 시간을 늘리는 것보다 숙면을 취하는 것이 더 중요하다. 수면은 육체적 휴식을 하는 비렘수면(nonREM sleep)과, 정신적 휴식을 하는 렘수면(REM sleep)으로 이루어져 있다. 이 두 가지 수면을 통해서 우리 뇌는 시스템을 백업하고 연산처리를 하고 근육을 이완시키는 중요한 작업을 한다. 이렇게 숙면을 통해 충분히 휴식을 취해야 육체적·정신적 활력이 생겨 활기차게 생활할 수 있다. 그러므로 잠이 소모적인 행위라는 생각을 버리고 잠을 재창조의 시간이자 투자라고 생각해 숙면하기를 바란다.

집이 건강을 위협할 수도 있다

현대인들은 생활하기에는 편리할지 모르지만 건강에는 해로운 집에서 살고 있다. 지구에 사는 동물 중에서 유일하게 자신에게 해로운 집을 짓는 존재가 사람이라고 한다. 동물들은 건강과 환경에 이로운 소재로 알맞은 크기의 집을 짓고 산다. 그러나 인간은 집을 짓는 소재와 집의 크기 등을 결정할 때 건강과 환경을 생각하지 않는 경우가 많다.

우선 현대건축의 기본 소재인 시멘트가 독성이 강한 재료이고, 대부분의 건축 내장재에서는 에폭시와 포름알데히드 등 몸에 해로운 휘발성 화학물질이 방출된다. 새로 지은 집으로 이사를 가고 나서 사랑하는 딸에게 아토피가 생긴 적이 있다. 그 원인을 알아보니 '새집증후군'이라고 했다. 그 일을 계기로 건축 자재가 건강에 얼마나 나쁜 영향을 끼치는지 알게 되었다. 그 후로는 집을 새로 짓든지 수리할 때 반드시 친환경 소재를 사용하고, 아예 새집증후군을 처리하는 회사를 차리기도 했었다.

또 요즘 집들은 환기가 잘되지 않고, 채광이 좋지 않은 곳이 많다. 특히 도심 속 아파트에 사는 사람들은 집의 안과 밖이 차단된 구조라서 그런지 한번 집에 들어가면 잘 나오지 않는다. 반면 단독주택에 사는 사람들은 실내와 실외가 연결된 구조이기 때문에 아무래도 실내와 실외를 왕래하는 생활을 하게 된다. 그래서 나는 틈만 나면 서울에 있는 집을 떠나 황토로 지은 친환경 한옥인 아둘람에서 기거한다.

집을 당장 친환경적으로 바꿀 형편이 안 된다면 이런 상황을 고려해서 생활 습관을 개선하려고 노력해야 한다.

공해와 소음이 암 극복을 방해한다

도시의 오염된 공기가 암을 발병시키기도 하고, 암 극복을 방해하기도 한다. 암세포가 산소 부족으로 생긴다는 학설이 있다. 원래 이 세상이 창조될 때는 공기 중 산소 함유량이 충분했을 뿐만 아니라 인간 역시 심호흡을 통해 건강을 유지하기에 충분할 만큼 산소를 공급받았다. 그러나 도시화되고 증기기관을 많이 사용하면서 공기 중 산소 함유량이 낮아졌으며, 밀폐된 공간에서 생활하는 시간과 심한 스트레스를 받는 일이 늘어나면서 신체 활동에 필요한 산소를 충분히 공급받을 만큼 심호흡을 하지 못하게 되었다.

신선한 공기를 많이 공급받는 것이 암환자에게는 특히 중요하다. 되도록 공기가 좋은 곳에 거주하면서 자주 환기를 하고, 실내에서만 머물지 말고 가능한 많은 시간을 공기가 좋은 실외에서 생활해야 한다.

도시의 소음 역시 스트레스를 유발하는 주요인이다. 인류는 증기기관 발명 이후에 '고요'라는 특권을 빼앗겼다. 고요한 산속에 들어가면 아무것도 하지 않고 있어도 편안함을 느낀다. 그러니 고요를 경험하는 시간을 가질 필요가 있다. 그럼으로써 몸과 마음을 편안히 쉬게 하고, 암을 극복하는 기본 역량을 갖출 수 있을 것이다.

제3영역

일하는 방식

여러분은 어떻게 일을 대하는가? 목구멍이 포도청이라 일하는가? 조금만 더 모으기 위해서 일하는가? 업무량이 지나치게 많아 헉헉거리지는 않는가? 마감에 시달리면서 초조하게 생활하지는 않는가?

일하면서 생기는 과도한 스트레스가 건강을 해치는 경우가 많다. '누가 몰라서 그렇게 사는 줄 아시오? 참 속 편한 소리를 하시네'라고 생각할지 모르겠다. 그러나 나는 "정말 그럴까요?"라고 반문하고 싶다.

욕망이라는 이름의 전차에서 하차한다면, 그리고 이 세상의 박자에 맞추지 못하면 정말 낙오자가 될까?

일과 자신의 관계를 살핀다

우리 시대의 특징 중 하나는 생산, 이익, 효율, 업적, 목표 달성 등과 같은 성취 지향적 가치로 사람들을 내모는 것이다. 그래서 "당신은 무슨 일을 하십니까?"라는 질문으로 사람을 파악하곤 한다. 그 사람의 인격이 아니라 그 사람이 하는 일로 사람을 평가하는 것이다. 그래서 사람들은 좀 더 많이 벌고, 좀 더 높이 올라가고, 좀 더 스마트해지려고 안간힘을 쓴다. 『편집광만이 살아남는다』(앤드루 그로브)라는 책 제목처럼 이 시대는 사람들을 일에 미치지 않고서는 살아갈 수 없게 만든다. 그 영향으로 사람들은 마감에 쫓겨 일을 몰아쳐서 하고, 성과를 올리기 위해서 과도한 의욕을 보인다. 어쩌다 잠시 쉴 틈이 생겨도 편히 쉬지 못하고 뒤처지고 도태될 것 같은 강박감을 느낀다.

이런 삶은 위험할 뿐만 아니라 진정한 성공과도 거리가 멀다. 만일 여러분이 이런 삶을 살고 있다면 우선 비뚤어진 일과 나의 관계를 바로잡아야 한다. 일이 나를 주도하는 것도 아니요, 내가 일을 주도하는 것도 아닌 바로 하나님이 중심이 되고 그 아래 모든 것이 정렬되어 살아갈 때 진정 성공하는 삶을 살 수 있기 때문이다.

현대인들은 바쁜 동시에 게으르다. 그런데 온 우주를 운행하시는 하나님은 바쁘지도 게으르지도 않으시다. 바쁘지도 않고 게으르지도 않은 삶, 그것을 성실한 삶이라고 한다. 하나님은 성실한 분이시다. 내가 일의 주인이 되려고 하는 삶이나 일의 종이 되어서 끌려다니는 삶도 아닌

일과 나의 관계를 올바르게 정립하는 삶을 살 때 진정한 성공을 이룰 수 있다.

앞으로는 "바쁘다"는 말이 성공하는 사람의 특징이라는 착각에서 벗어나야 한다. 바쁨은 해야 할 일과 하지 말아야 할 일을 구분하지 못하고 일의 우선순위를 잘못 정하는 어리석음에서 비롯된 것일 수 있다. 일정이 빡빡할 땐 '바쁜 삶'이 아니라 '부지런한 삶'이 되도록 해야 한다.

자족할 줄 알아야 한다

오늘날 많은 사람들이 '조금만 더'라는 구호에 함몰되어 살아간다. 돈도 쾌락도 소유도 권력도 인기도 사람들의 인정도 '조금 더' 갖길 원한다. 그래서 더욱 힘든 삶으로 내몰린다. 그러나 기억해야 할 것은 이러한 상대적 빈곤감을 채우려는 사람들의 과도한 욕심 때문에 전 세계 사람들의 20%가 80%의 자원을 사용하고, 80%가 20%의 자원으로 생활하고 있다는 점이다. 그 결과 지금도 20억이 넘는 사람들이 기아로 고통받는 절대 빈곤의 상태에 빠져 있다.

우리가 상대적 빈곤의 문제를 해결하려고 하면 할수록 절대적인 빈곤을 겪고 있는 사람들의 고통이 더 커진다는 사실을 기억하자. 그리고 '조금 더'라는 욕구를 충족하고자 안달하는 마음이 아니라 '이 정도면 충분해'라는 자족할 줄 아는 마음을 배우자.

욕망과 경쟁은 삶을 하등하게 만든다

우리나라는 전통적으로 농경사회였고, 토지가 가장 중요한 생산수단이었다. 그런데 토지는 인간의 창의성으로는 어찌할 수 없는 제한된 자산이다. 유목민 사회에서는 "네가 우하면 내가 좌하리라"가 가능하지만 집약농경사회에서는 그렇게 할 땅이 없다. 그래서 사람들의 의식 속에 '선한 것은 제한되어 있다'는 생각이 뿌리박히게 되었는데 이것이 바로 제한선 개념(Limited Good Concept)이다.

지금은 집약농경사회가 아니라 산업사회를 넘어 정보화사회다. 하지만 우리의 마음속에는 여전히 농경사회에서 형성된 제한선 개념이 깊이 뿌리박혀 있다. 그 영향으로 고도의 경쟁 심리가 마음속에 자리 잡아 남이 잘되는 것을 보면 자신의 몫이 줄어드는 것 같은 피해의식을 무의식적으로 느낀다. 그래서 사촌이 논을 사면 배가 아픈 것이다.

이런 심리로 인해 사람들은 격심한 경쟁 심리에 시달리며 경쟁에서 지면 죽을 것 같은 불안감을 느낀다. 다른 집에서 하는 것은 우리 집도 꼭 해야 하고, 다른 집 자녀가 하는 것은 내 자녀에게도 꼭 시켜야만 직성이 풀린다. 그러나 그러한 삶은 우상을 추구하는 삶이다. 이제 욕망을 절제하고, 경쟁이 아니라 비전을 좇으며, 더 높은 목적을 추구함으로써 삶을 조정하자. 성실함과 부지런함으로 임하는 생활이 되도록 노력하자. 이것이 치병 생활을 통해서 배우고 실천해가야 하는 교훈이다.

제4영역
자신을 대하는 태도

　이 세상에서 가장 사랑하기 힘든 사람이 누구일까? 많은 사람들이 자신을 사랑하고 좋아하는 것을 힘들어한다. 우리는 다른 사람들에 대해서도 불만이 많지만 자신에 대해 더 불만이 많은 경향이 있다. 있는 그대로의 자신을 용납하고 사랑할 수가 없어서 온갖 치장을 하고 성형수술에 몸을 맡긴다. 또 일을 통해서 자기를 증명해 보이려는 어리석은 시도를 하기도 한다. 그렇게 사람들은 다른 누구보다도 자신에게 안달을 내고 못마땅해한다.

　그런데 자신을 좋아하고 사랑하지 않고는 다른 사람들과 편하게 지내기가 어렵다. 그래서 하나님은 "네 이웃을 내 몸처럼 사랑하라"고 하셨다. 이웃을 사랑하는 척도를 바로 자신을 사랑하는 것으로 표현하신 것이다. 이러한 자기 사랑이 오늘날 유행하는 이기적인 나르시시즘을 의미하는 것은 아니다. 바로 건강한 자기 사랑을 말한다.

여러분은 얼마나 자신을 사랑하는가? 100점 만점으로 했을 때 과연 몇 점 정도 자신을 사랑하는가? 점수가 낮다면 앞으로는 자신을 좀 더 사랑하려고 노력해보자. 설령 자신에 대해 못마땅한 점이 있더라도 '괜찮아, 괜찮아, 잘하고 있어'라고 긍정과 사랑과 격려의 메시지를 던지다 보면 자신을 좀 더 사랑하게 될 것이다.

제5영역
다른 사람들을 대하는 태도

암과 동행하며 홀로 요양하는 시간을 가지면서 '사람 인(人)' 자에 대해서 많은 생각을 하게 되었다. 사람은 서로 기대어 도움을 주고 받으며 살아간다는 뜻으로 풀이되는데, 정말 혼자서 사는 것이 어렵다는 것을 절감하게 되었다.

사람들이 사회생활을 하면서 가장 힘들어하는 것이 바로 대인관계다. 사람들은 타인과의 관계를 통해서 심한 갈등을 겪기도 하고 엄청난 격려를 받기도 한다. 그중에서도 가족관계는 정신적·육체적 건강에 지대한 영향을 미친다. 부부간의 갈등, 고부간의 갈등, 부모와 자식 간의 갈등, 형제간의 갈등이 타인과의 갈등보다 더 큰 영향을 미치는 것은 그만큼 가깝기 때문일 것이다.

우리는 뉴욕에 살고 있는 존슨 씨나 런던에 살고 있는 메리 여사와는 어떠한 갈등도 느끼지 않는다. 직접적인 관계가 없기 때문이다. 우리는 가까울수록 갈등을 겪는데, 그런 갈등을 선순환적으로 관리하는 지혜가 필요하다.

피해자 망상에서 벗어나야 인간관계가 편해진다

인간관계에서 갈등을 겪으면 그 상황을 회피하려는 사람이 있는가 하면 상대방을 공격하는 사람도 있다. 하지만 갈등 상황에서 필요한 것은 회피도 아니고 공격도 아닌 화해를 선택하는 지혜다.

지금 당신의 마음속 감옥에는 몇 명이나 수감되어 있는가? 만원인가, 텅 비었는가?

살면서 가장 힘든 것 중 하나가 바로 갈등을 빚은 상대방을 이해하고 용서하는 것이라고 생각한다. 갈등이 생기면 사람들은 대부분 자기가 피해자라는 것을 증명하고 싶어한다. 다른 사람과의 관계에서 자신이 피해를 입었다는 증거를 찾아낼 경우 그것이 바로 상대방에 대한 감정적 채권이 된다. 그 결과 자신에게 피해를 주었다고 생각하는 사람을 공격하는 것을 정당화하고, 윤리적으로나 감정적으로 떳떳하게 생각한다. 그러나 정신적으로 건강하고 성숙한 사람으로 살길 원한다면 자신을 피해자로 규정하며 사는 것을 거부해야 한다. 또한 암과 같은 질환을 극복하기 위해서는 자신이 피해자라는 생각에서 벗어나서 마음속에 있는 쓴 뿌리를 빨리 뽑아내야 한다. 이런 피해자의 망령에서 벗어날 때 진정으로 자유로운 삶을 살 수 있는데, 그러기 위해서는 다음의 사항들을 자신에게 적용해야 한다.

● **다른 사람과의 관계를 정확하게 기억한다**

사람들은 자신의 마음속에 있는 감정의 대차대조표를 정확하게 기록하지 않고 자신이 피해자임을 증명하는 사건과 정보만을 기록하는 경향이 있다. 바로 자신이 상처받은 것만 기억하고 자신이 상처를 준 것이나 혜택을 받은 것은 거의 기억하지 않는다. 우리는 기억의 저장고에 들어가서 그 기억이 객관적이고 정당한 것인지 다시 점검하고, 자신이 준 것이 무엇이고 자신이 받은 것이 무엇인지를 잘 검토해야 한다.

일본인들은 2차세계대전 당시에 자신들이 피해를 준 나라와 개인들에게 사과하는 것을 꺼린다. 전통적으로 체면을 중시해온 탓에 자신들의 과오를 인정하는 것이 그만큼 힘이 들기 때문이다. 또 일본인들은 자국이 '전 세계의 유일무이한 원폭 피해 국가'라고 기억함으로써 자기들이 다른 나라에 상처를 준 모든 기억을 덮어버린다. '우리가 더 큰 피해자인데 누구에게 사과를 해야 하는가' 하는 편리한 생각으로 모든 죄과를 정당화하는 것 같다. 자신들이 저지른 과오보다는 자신들도 피해자라는 역사적 사실을 더 깊이 기억하고 주장함으로써 자신들의 행위를 정당화하고 합리화하려는 것이다. 얼핏 말이 되는 것 같지만 그다지 흔쾌하지는 않다. 누가 원폭 공격을 불러들였는가 하는 반문이 생기기 때문이다.

이것이 어찌 일본인들만의 문제겠는가! 인간은 대부분 기억을 정확하게 하기보다 자신이 피해를 보았다고 생각하는 일은 유난히 잘 기억한다. 그래서 자녀는 부모에게 받은 상처를 호소하고 부모를 원망하기도 한다. 부모가 잘해준 수많은 기억은 잊어버리고 자기를 서운하게 했던 한 가지 혹은 몇 가지 사건을 가지고 자신을 피해자로 규정하고 행동한다. 그것이 바로 미성숙한 인간의 특징이다.

이제 감정의 대차대조표를 좀 더 정확하게 작성하여 자신이 피해자라는 망상에서 벗어나도록 노력하자.

● **내게 피해를 준 사람이 더 큰 피해자일 수 있음을 안다**

내게 피해를 준 사람이 오히려 더 큰 피해자일 수도 있음을 인식해야 한다. 이러한 생각은 내가 피해자라는 함정에서 벗어나는 데 도움이 되는 통찰을 제공한다.

나는 자랄 때 불친절한 아버지가 내게 피해를 준다고 생각했다. 그리고 의식적으로 아버지를 사랑하려고 노력할수록 좌절과 갈등만 쌓여갔다. 성장을 하면서 아버지가 그렇게 대인관계에 미숙함을 보인 이유는 아버지가 살아오면서 수많은 상처를 받았기 때문임을 알게 되었고, 아버지가 받은 많은 상처들을 이해하게 되었다. 그러자 긍휼의 마음이 솟

아나면서 아버지를 진정으로 사랑하게 되었다.

어떤 사람이 미성숙하게 행동하는 건 그가 감정적으로 아프기 때문이다. 상대방의 입장에서 그를 이해하려고 노력하면 피해자의 망상에서 벗어날 수 있다.

● **겪고 있는 고통과 고난을 더 높은 차원에서 이해한다**

요셉은 자신을 애굽에 종으로 판 형들에게 "나를 애굽에 종으로 판 자들은 형님들이 아닙니다. 하나님께서 우리 가족을 구원하기 위해서 나를 먼저 보내신 것입니다"라고 고백했다. 요셉은 형들이 자신을 애굽에 종으로 팔았지만 그 사건을 하나님의 계획으로 이해하고 해석함으로써 그 상처에서 벗어날 수 있었다. 예수님께서도 가룟 유다의 배반, 베드로의 뻔뻔스러운 세 번의 부인(否認), 수많은 사람들의 모함과 공격을 받으면서도 상처를 받지 않으셨다. 다만 "이는 성경을 응하게 하려 함이라. 기록되었으되"라는 『성경』의 관점으로 그 모든 사건을 해석함으로써 자유케 되셨다.

우리도 고통과 고난을 진리 체계 안에서 해석하는 능력을 길러야 한다. 모두 앎을 통해서 인생 독해력을 키워가도록 노력해보자.

● **세상을 향해 화해를 외친다**

지금도 여전히 세상과 사람들을 향해 "나는 피해자다"라고 외치고 싶은가? 그리고 그렇게 말할 수밖에 없는 수많은 타당한 근거가 있다고 생각하는가? 그렇다면 그 모든 기억을 가지고 갈보리의 예수님께로 나아가라. 예수님은 아무 잘못을 저지르지 않으셨는데도 세상의 모든 죄를 다 뒤집어쓰시고, 그것도 모자라서 죽어가는 순간까지 비난과 조롱을 받으시고 많은 여인들이 보는 앞에서 발가벗겨진 채로 성적 수치를 당하셨다. 그리고 마지막 숨이 넘어가는 순간까지 멸시를 받으셨다.

예수님은 세상을 향해 "나는 피해자다"라고 외치고 또 외쳐도 정당한 분이시다. 그러나 예수님은 그 피해받은 것을 가지고 세상의 화해자가 되는 길을 걸어가셨다. 그리고 우리에게 그 발자취를 따라오라고 하셨다. 피해받은 것을 짊어 안고 화해자가 되는 것이 바로 우리가 살아갈 삶의 여정이다. 더는 상처를 핥으며 살지 말고, 세상을 향해 화해를 외치고, 화해시키는 삶을 살아가도록 하자.

나를 위해 용서하고, 심판은 절대자께 맡긴다

사람들은 왜 용서하는 것을 어려워할까? '저렇게 싸가지 없는 사람을 용서해준다면 도대체 어떻게 정의를 세울 수 있겠는가' 하는 생각이 용서를 어렵게 만든다. 용서를 해주고 나면 내 존재의 목적과 의미가 사라지는 것같이 느껴지는 것도 한 원인이다. 그래서 '나만이라도 이런 불의를 응징해야 한다'고 다짐한다.

그러나 용서는 상대방 때문에 하는 것이 아니라 나 자신 때문에 해야 한다. 상대방이 정말 내게 잘못을 했기 때문에 응당한 징계를 해야 한다는 확신이 있다면 오히려 빨리 용서해야 한다. 용서를 하지 못하는 것은 하나님께서 완전하신 심판자라는 사실을 믿지 못하기 때문이며, 그분을 신뢰하기보다는 내가 스스로 심판자가 되고 싶어하는 마음이 있기 때문이다.

회사에서 경영자로 있을 때 전국대리점주협의회로부터 말도 안 되는 모함과 함께 엄청난 경영상의 압박을 받은 적이 있다. 내면의 분노로 인해서 정상적으로 업무를 볼 수 없을 정도였다. 그래서 일을 하다가 분노가 끓어오르면 바로 옆에 있는 기도실에 가곤 했다. 사무실과 기도실을 하루에도 수없이 왔다 갔다 했다. 직원들에게 "가서 간판을 내리고 대리점 철수시키세요"라는 명령을 내리고 싶어서 미칠 지경이었다. 그런 마음으로 기도실에 앉아 있는데 이런 음성이 들려왔다.

"그렇게 원수를 갚고 싶니? 그러면 갚아보아라. 그런데 네가 직접 원수를 갚으면 부작용이 심할걸! 문제가 더 복잡해지고 너도 상처를 받을 거야. 하지만 원수 갚고 싶은 마음을 내게 맡기고 그를 축복하면 내가 원수를 갚아줄게. 그러면 너는 네 마음에 쓴 뿌리가 생기지 않아서 좋고, 원수도 더 확실하게 갚을 수 있을 거야. 그러니 악에게 지지 말고 선으로 악을 이기도록 해라."

그 말을 듣고 한참 앉아서 묵상하다가 "원수 갚는 능력이 내게 있으니 내가 갚으리라"고 하시는 그분께 원수 갚는 것을 맡기고 기도실을 나왔다. 그 후에 그분께서 행하시는 확실하고 온전한 심판을 목도하였다.

내가 어설프게 심판을 하면 하나님은 심판을 하지 않으신다. 어떤 것이 더 나은지 잘 생각해보아야 할 것이다.

용서는 그 사람을 위해서 하는 것이 아니라 나를 위해서 하는 것이다. 지금까지 피해 본 것도 모자라서 그 사람을 내 마음의 감옥에 구금하고 감옥을 유지·관리하는 비용까지 매일 부담할 필요가 있는가? 무엇 때문에 그 사람을 위해 정신적·감정적·영적 비용을 매일매일 부담하며 사는가? 원수 갚는 것은 권리가 아니라 낭비다. 그러므로 스스로 심판자가 되려고 하지 말고 하나님께서 온전한 심판자라는 사실을 믿고 상대방을 내 마음의 감옥에서 석방하고 자신을 자유롭게 하는 것이 최선이다.

지금 당신의 마음에는 몇 사람이나 구금되어 있는가? 지금 당장 석방하라. 다 석방해도 며칠이 지나면 또다시 마음의 감옥으로 잡혀 들어오는 사람이 있을 수 있다. 그럴 때마다 계속 석방하고 마음의 감옥을 비우도록 노력하라.

이 글을 쓰는 나도 누군가를 용서하는 문제로 씨름하고 또 용서하려고 몸부림치는 과정들을 겪어왔다.

아둘람에서 요양하고 있을 때 별로 만나고 싶지 않은 목회자 부부가 찾아왔다. 버스를 타고 왔다기에 속초터미널로 가서 아둘람으로 데리고 왔다. 얼마간 대화를 나누고 다시 터미널로 태워다주고 오는데 마음이 너무 힘들었다. 그래서 아둘람에 도착해서 다음과 같이 시를 썼다.

사랑하기에 상처가 생긴다

잘 가라며 어색하고 짧은 포옹을 했다
그것은 힘겨운 나의 의지였다

총총걸음으로 속초터미널을 떠나니 상처에서 피가 흐른다
상처 위를 손으로 누른다

그토록 섬긴 대가가 이것이란 말인가
다시는 그런 어리석은 짓을 하지 않으리라 다짐을 한다

흐르던 피가 멈추자 손을 떼고 가만히 상처를 들여다본다
보기 흉하니?
억울하니?
상처가 내게 말을 건네온다

사랑하기에 상처가 생긴다
사랑하기에 고통이 온다
그 사랑의 상처가 영광이다

못 박힌 손을 알아볼 수 있기에
상처 난 사람들을 안아줄 수 있기에
사랑의 상처가 제자의 흔적이다

한 시인의 시가 생각이 난다

'너와 함께 걸었던 들길을 걸으면

들길에 앉아 저녁놀을 바라보면

상처 많은 풀잎들이 손을 흔든다.

상처 많은 꽃잎들이 가장 향기롭다.'

    다른 사람들에게 지나치게 친절해서 "안 돼요"라는 말을 차마 하지 못하는 사람들이 있다. 모든 상처를 내면으로 삭이고 남들에게 천사처럼 처신하는 것도 위험하다. 다른 사람들에게 친절해야 하지만 자신의 한계를 넘어설 정도로 친절해서는 안 된다.

    암이란 무엇인가? 존재의 인대가 늘어나거나 끊어진 것이다. 인대의 탄력을 넘어서는 무리한 운동을 하거나 심한 충격을 받으면 인대가 늘어나거나 끊어지는 것처럼 우리 존재의 인대가 늘어나거나 끊어질 정도로 처신하는 것은 결코 바람직하지 않다. 정상적인 인격을 내보이며 대인관계를 맺어야 한다. 조용히 그러나 단호하게 "아니요"라고 되뇌어 보라.

제6영역
절대자와의 관계

인간의 모든 불행은 하나님과 관계가 단절되면서 생긴다. 그러므로 창조주와 올바른 관계를 맺는 것이 건강한 삶을 위한 필수 요건이다.

내 안에 숨은 죄악을 살핀다

하나님과 올바른 관계를 맺기 위해서는 먼저 우리 안에 숨겨둔 죄악이 있는지를 살펴야 한다. 숨겨둔 죄악이 있다면 당연히 하나님과 거리를 두고 싶어할 것이며, 죄악으로 인해 심령이 상하고 육체가 약해져 있을 것이다.

    『시편』을 쓴 다윗은 "내가 입을 열지 아니할 때 종일 신음하므로 내 뼈가 쇠하였도다. 주의 손이 주야로 나를 누르시오니 내 진액이 빠져서 여름 가뭄에 마름같이 되었나이다(셀라). 내가 이르기를 내 허물을 여호와께 자복하리라 하고 주께 내 죄를 아뢰고 내 죄악을 숨기지 아니하였더니 곧 주께서 내 죄악을 사하셨나이다(셀라)"(시편32:3-5)라고 고백하며 내면의 죄악이 심령과 육체를 상하게 한 것을 토로하고 있다. 그러므로 치유를 원한다면 마음속에 숨겨둔 죄악이 있는지 성찰해야 한다. "하나님이여, 나를 살피사 내 마음을 아시며 나를 시험하사 내 뜻을 아옵소서. 내게 무슨 악한 행위가 있나 보시고 나를 영원한 길로 인도하소서"(시편 139:23-24)라는 다윗의 마음으로 정직하게 하나님 앞에 설 때 치유가 신속하게 일어날 것이다.

    용기를 내서 지난날의 과오와 숨은 죄악을 고백하라. 그러면 죄책감에서 벗어나 마음의 자유를 누리고 신속한 치유를 경험할 수 있다.

모든 짐을 절대자께 맡긴다

    사람들은 자기를 위해 거짓 신을 섬기거나, 자신이 신이 되려는 태도를 취함으로써 불행으로 치닫기 쉬운데 그것을 우상숭배라고 한다. 진정한 성공은 내가 아닌 다른 사람이 되는 것이 아니라 나의 현실 안에서 하나님을 인정하고 그분의 목적에 부합하는 삶을 사는 것이다.

차의 좌석에 앉아 있으면서 여전히 무거운 짐을 들고 있을 바보는 없다. 그러나 사람들은 인생을 살면서 그런 어리석은 행동을 할 때가 많다. 그것은 바로 '내가 내 인생의 모든 문제를 짊어지고 가야 한다'는 생각 때문이다. 인간에게는 인생의 복잡다단한 모든 변수를 통제할 능력이 없다. 그러므로 그 모든 짐을 전능하신 분께 맡겨야 인생길을 가벼운 마음으로 걸어갈 수 있다.

사람들이 안식하지 못하는 이유 역시 '내가 내 인생을 책임져야 한다'는 강박 때문이다. 인간은 정말 자기 인생을 책임질 수 있는 존재인가? 우리는 내일 일은 고사하고 한 시간 뒤의 일도 모르고 언제 죽을지도 모른다. 또 아무리 스스로 안전을 추구해도 움직이는 지각판 위에 살고 있는 존재에 불과하다. 할 수 있는 것과 할 수 없는 것, 통제 가능한 것과 통제 불가능한 것을 잘 구분할 줄 아는 것이 지혜다. 우리는 할 수 있는 것을 잘하기 위해서 최선의 노력을 해야 하지만, 할 수 없는 일은 내어 맡김으로써 신뢰와 믿음을 가지고 안식할 줄 아는 지혜가 필요하다.

재창조의 역량은 충분한 쉼에서 생겨난다

일주일에 하루 정해서 쉬는 것은 정말 중요하다. 피곤함 따위는 느끼지 않으시는 창조주께서도 창조 이후 그렇게 하셨다. 왜 그러셨을까? 사람들에게 모범을 보여주시기 위해서였다. 그것이 우리를 지은 제조회사의 매뉴얼이다. "무딘 철 연장의 날을 갈지 아니하면 힘이 더 드느니라. 지혜는 범사에 유익하니라"(전10:10)라는 말씀이 있다. 일을 정말 잘하려면 연장을 잘 준비해야 한다. 안식이 바로 그런 것이다. 무딘 연장으로 일을 하면 힘만 들고 자칫하면 다치기 십상이다.

그러면 언제까지 얼마나 쉬는 것이 좋을까? 쉬는 것에 대한 정죄감이 없어질 때까지 쉬어보라고 말하고 싶다. 일을 중단했을 때 오는 불안감이 사라질 때까지 쉴 때 재창조의 역량이 생긴다. 너무 배부른 소리 같은가? 아니다. 그렇게 할 때 이 시대를 살아가는 진정한 경쟁력인 지혜가 생긴다면 그것이 결코 낭비나 사치가 아니라 생존을 위한 필수 투자라고 할 수 있다.

안식 없이 활동을 많이 하기 때문에 지혜가 없어진다. 그런 사람은 부지런한 자가 아니라 조급한 자의 삶을 살게 된다. "부지런한 자의 경영은 풍부함에 이를 것이나 조급한 자는 궁핍함에 이를 따름이니라"(잠21:5)는 『성경』 말씀처럼 안식이 없는 자는 많은 활동들로 삶을 채울지 몰라도 결국에는 궁핍함에 이르게 된다. 왜냐하면 정보와 지식은 늘어날지 모르지만 진정한 역량인 지혜가 없기 때문이다. 그러므로 창조한 대로 사는 것, 즉 안식하는 것이 참으로 중요하다는 점을 명심해야 한다.

part 2
면역력 증강요법

수많은 사람들이 암을 극복하는 데는 면역력이 중요하다고 주장하지만, 정작 본인이 암에 걸리면 면역력을 떨어뜨리는 치료법을 주저없이 선택한다. 암환자에겐 이런 모순을 깨닫고 올바른 결정을 내리는 판단력이 필요하다.

그렇다면 면역력을 키우는 가장 좋은 방법은 무엇일까? 바로 자연에 순응하는 생활 방식을 선택하는 것이다. 자연에 순응하며 살다 보면 면역력이 증강, 몸이 정상으로 돌아와서 질병에서 벗어나는 경우가 많다.

나는 처음에는 암종양을 없애는 데 중점을 두었지만 아둘람에서 요양하면서부터는 다양한 면역력 증강요법을 실천하고 있다. 그 결과 점차 면역력이 높아져 지금은 별 무리 없이 암과 동행하고 있다. 그간 실천한 방법들을 정리해보면 영양면역요법, 운동면역요법, 정신면역요법, 물리적 면역요법, 약리적 면역요법으로 나누어볼 수 있다.

영양면역요법

최상의 컨디션과 충분한 영양 섭취로 면역력을 끌어올린다

건강하고 면역력이 강한 몸을 만들려면 반드시 식습관을 바꾸어야 한다. 왜냐하면 지금의 식습관이 암을 발생시킨 원인 중 하나일 수 있기 때문이다. 특히 암환자는 바로 식습관을 바꾸지 않으면 암을 제대로 관리하기 힘들다.

암종양이란 우리 몸에 생긴 것이기에 암을 극복하려면 무엇보다 몸에 영양분을 충분히 공급해주어야 한다. 어떤 이들은 "몸에 영양분을 많이 공급하면 암세포가 증식하는 걸 돕게 되지 않느냐?"며 우려한다. 그러나 장기적으로 봤을 때 충분한 영양분을 섭취해 면역력을 증강하는 것이 암을 극복하는 데 더 도움이 된다고 생각한다. 실제로 암환자를 대상으로 조사한 결과 전체 암환자의 63%가 영양실조 증상을 보였고, 20%는 영양실조로 사망했다고 한다. 그러니 암환자는 영양을 충분히 보충해줘야 한다. 왜냐하면 암세포에게 많은 영양분을 빼앗기기 때문이다.

'6가지 영역의 깨진 관계 회복하기' 중 '제1영역 : 섭취 식품과 식습관'에서 이미 얘기한 내용이 많이 포함되어 있지만, 암환자들에게 식사는 아주 중요하므로 여기서 다시 반복하면서 좀 더 부연해 설명하겠다.

무엇을 먹을 것인가

암환자들은 보통 식욕 저하를 호소한다. 그렇다고 식사를 걸러서는 안 된다. 맛, 색깔, 향기 등을 먹음직스럽게 조합해서 식욕을 돋우도록 노력해야 한다. 사실 영양 만점의 음식을 맛있고 물리지 않게 만드는 것은 쉬운 일이 아니다. 그래서 암환자를 위한 식단을 짜려면 많은 애정과 노력이 필요하다.

암환자도 무병한 사람들과 마찬가지로 5대 영양소를 고르게 섭취하는 것이 중요하다. 항암 성분이 있는 한 가지 식품만을 편중해서 먹기보다 항암 성분, 항산화 성분이 풍부한 식품들과 해독 작용, 면역력 증진에 도움이 되는 식품들을 영양소별로 고르게 섭취해야 한다.

● 전체식, 통곡물을 먹는다

전체식을 하면 식품의 일부분을 먹을 때는 섭취할 수 없었던 부수적인 음식 구성물을 비롯해 식물 생약물질, 효소, pH 안정화 인자, 소화관 내 정상 세균군을 위해 필요한 물질 등을 섭취할 수 있다.

통곡물은 도정한 곡물에 비해 생리활성물질이 풍부하며, 부드러운 음식에 비해 위의 활동량을 늘려 위가 스스로 소화작용을 활성화하도록 만든다. 몸이 통곡물에 어느 정도 적응한 후에는 위장 질환을 치료하는 효과도 기대할 수 있다.

통곡물인 식품으로는 현미가 좋다. 현미는 탄수화물 외에도 단백질, 지방, 비타민B군, 미네랄 등 필수영양소를 거의 다 함유하고 있으며, 림프구를 늘리는 데는 현미보다 좋은 식품이 없다.

● 무농약 · 유기농 · 자연농법 식품을 먹는다

오랜 기간 화학비료를 사용해 농사를 지으면 토양이 서서히 황폐해진다. 그래서 같은 땅에서 5년 전에 수확한 식품과 올해 수확한 식품의 영양소를 비교하면 올해 수확한 식품에 함유된 영양소가 현저히 적다.

또 생산하는 과정에서 농약을 과도하게 사용한 농산물에는 농약의 독성이 남아 있고, 이를 섭취하면 암이 유발되기도 한다. 그러므로 화학비료와 농약을 쓰지 않고 기른 무농약이나 유기농, 혹은 자연농 식품을 섭취하는 것이 좋다.

그런 식품은 값이 비싼 것이 문제인데, 그나마 과거보다 수요가 많아지고 유통 구조가 다양해짐에 따라 가격이 점차 떨어지고 있다. 비교적 값비싼 먹을거리를 먹는 만큼 이참에 먹을거리를 낭비하지 말고 귀하게 먹는 습관을 들이자.

● 발효 식품을 먹는다

역사상 제국을 이루어 오래 유지된 나라에는 대부분 건강한 식문화가 존재했다. 건강한 국민 덕분에 강력한 나라를 유지할 수 있었던 것이다. 그런데 미국은 예외다. 강력한 나라지만, 건강한 식문화는커녕 오히려 몸에 해로운 인스턴트 식문화를 전 세계에 퍼뜨리고 있어서 안타깝다.

우리나라는 전통적으로 김치, 된장 등 발효 식품이 잘 발달된 나라이다. 그런데 요즘에는 서양식 식문화가 강력하게 영향을 미쳐 전 국민의 건강이 위협을 받고 있다. 건강은 전적으로 균형에 달려 있다. 영양의 균형을 유지하려면 비타민, 미네랄, 아미노산, 필수지방산, 불포화지방산, 단백질, 그리고 유익한 효소를 매일매일 섭취해야 한다. 이제라도 우리나라 고유의 발효 식품과 좋은 효소를 많이 섭취해 건강을 되찾자('암환자가 섭취하면 좋은 식품들'은 부록에 실었다. 시중에 암환자를 위한 식재료와 요리를 소개하는 책들이 많아 부록에는 꼭 필요한 내용만 수록했다).

● 신토불이! 국내산을 먹는다

외국에서 들여온 식품이나 물건을 아주 좋게 여기던 시절이 있었다.

그런데 이제는 국내산을 더 선호하고 있다. 좋은 현상이다. 신토불이! 이 한마디가 적어도 식료품 분야에서만큼은 국내산에 확실한 우월적 지위를 부여해준 것 같다.

외국산이기 때문에 무조건 나쁘다고 단정할 수는 없다. 하지만 대부분의 수입 농산물은 국내로 들여와 소비자에게 선택될 때까지 신선도를 유지해야 하기 때문에 부패를 방지하기 위한 약품을 과도하게 처리하는 것이 문제다. 게다가 자신이 살고 있는 지역과 가까운 곳에서 재배한 것을 먹어야 신선한 상태로 섭취할 수 있다는 점에서 국내산을 먹는 것이 좋다.

나는 아둘람에 살면서 감자, 고구마, 고추, 호박, 수박, 참외와 각종 채소들을 직접 길러 먹고 있다. 또 산과 들로 나가서 제철 나물을 채취해 무쳐 먹고 효소를 담그는 등 주변에서 나고 자라는 것들을 섭취하고 있다. 물론 계획적으로 키우지도 비료를 주지도 않아 볼품은 없지만, 유기 농작물보다 더 좋은 천연의 농작물들을 풍성하게 구해 먹어서인지 몸이 건강해짐을 느낀다.

● **냉장고를 자주 비우고 되도록 자연식을 먹는다**

가공식품은 대부분 생산 과정에서 방부제를 비롯한 식품첨가물이 들어가고, 지나치게 많은 염분을 함유하고 있다. 그리고 냉장고는 식료품 저장에 획기적인 기여를 했지만 오랜 기간 저장함으로써 신선한 식품을 먹지 못하게 만드는 원흉이 되기도 한다. 냉장고를 없애는 것이 건강한 식탁을 만드는 첩경이라고 하면 주부들의 원성을 살지도 모르겠다. 하지만 정기적으로 냉장고를 비워서 신선한 식품을 먹을 수 있게 노력해야 한다.

갈수록 냉장고가 대형화되고 김치냉장고·와인냉장고 등 종류도 다양해져 주부들의 저장 욕구를 충족시키고 있지만, 반면 밭에서 갓 수확한 식품을 먹는 것을 더욱 어렵게 만들고 있다는 점은 우리 모두 인식해야 할 것이다.

어떻게 먹을 것인가

몸의 면역력을 높이는 데는 무엇을 먹느냐만큼이나 어떻게 먹느냐도 아주 중요하다.

● **의무감보다는 즐거운 마음으로 먹는다**

암환자가 식사할 때 가장 우선시해야 하는 원칙은 즐겁게 먹는 것이다. 몸에 좋은 음식을 꾸준하게 섭취하는 것이 중요하지만 '몸에 좋으니까 무조건 먹어야 한다'는 의무감은 스트레스를 줘 오히려 건강을 해칠 수 있다.

몸에 좋은 음식과 좋아하는 음식을 적절히 섞어서 건강한 음식 섭취와 먹는 즐거움의 균형을 유지하는 것도 중요하다. 핵심은 '식생활을 통해 최상의 컨디션과 적절한 체중을 유지하며 면역력을 높여가는 것'이다. 암환자는 신체 상태뿐만 아니라 감정 상태도 함께 관리해야 하기 때문이다.

● 천천히 그리고 충분히 씹어 먹는다

음식을 먹을 때 충분히 씹는가? 우리의 치아는 씹기 위해 존재한다. 위장에는 치아가 없다. 그런 소중한 치아를 실직자로 만들지 말고 열심히 사용해야 한다. 그래야 치아도 잇몸도 건강해진다.

최소한 30회 이상 꼭꼭 씹어라. 그래야 음식물이 잘게 부숴지고 침이 충분히 분비되어 음식물과 잘 섞인다. 충분히 씹은 음식물은 위장에서 더 수월하고 효과적으로 소화되어 우리 몸의 면역력을 높인다.

● 원칙은 융통성 있게 따른다

내가 아는 암환자 중에 원칙을 법으로 알고 지키며 사는 사람이 있었다. 그는 늘 몸에 좋은 음식만 가려 먹었다. 어쩌다 몸에 좋지 않은 음식을 먹으면 안절부절못하면서 요란할 정도로 걱정을 했다. 그런데 그 환자, 결국 죽었다. 물론 좋은 음식을 잘 섭취하는 것은 중요하다. 하지만 그것이 올무가 되어서는 안 된다. 최선을 다해 건강한 음식을 섭취하려고 노력은 해야 하지만, 그것이 우상이 되면 자유가 사라지고 오히려 생명력이 제한될 수 있다.

● **감사한 마음으로 먹는다**

모든 병은 스트레스에서 비롯된다. 몸에 좋은 음식을 먹으면서 '나는 암환자야. 그러니 이것을 꼭 먹어야 해'라고 생각하면 오히려 스트레스가 음식의 영양분을 갉아먹는다. 그러니 음식을 먹을 때는 감사한 마음으로 먹어라. 감사한 마음, 즐거운 마음으로 과식하지 않고 꼭꼭 씹어 먹는 것이 자연식을 하는 것보다 어쩌면 더 중요할 수 있다.

● **영양소의 균형을 지킨다**

암 치료에 좋다는 식품을 먹는 것은 좋지만 그런 음식만 골라 먹으려 해선 안 된다. 음식마다 장단점이 있다. 균형 있게 먹어야 면역력이 강해진다.

나는 아침에는 3색 이상의 채소로 만든 샐러드와 삶은 고구마, 과일, 견과류로 식사를 한다. 점심은 현미멥쌀과 현미찹쌀을 3 대 1의 비율로 섞고 2~3가지 잡곡(검은콩·흑미·율무·보리·수수 등)을 넣어서 지은 현미잡곡밥에 제철 생선이나 나물, 청국장이나 해조류국을 먹는다. 저녁은 점심과 비슷하지만 겹치지 않게 먹는다. 점심에 동물성 단백질을 섭취했다면 저녁은 두부 등의 식물성 단백질을 섭취하는 식이다. 때로는 자연 방사로 키운 토종닭이나 한우를 조금 섭취하기도 한다.

● **조리법에 신경 쓴다**

영양을 균형 있게 섭취하는 것 못지않게 중요한 것이 식재료를 조리하는 방법이다. 내 경험상 바른 조리법일수록 조리 과정이 단순하다. 조리 과정이 길어지면 자연 상태의 영양이 그만큼 더 파괴되기 때문이다.

내가 주로 활용하는 조리법은 이러하다. 삶고 튀겨서 다시 양념에 조려 맛을 내기보다 한번 삶아서 소스에 찍어 먹는다. 고기는 불에 굽기보다 수육 형태로 조리하며, 볶거나 튀기기보다 조리거나 무쳐서 먹는다. 볶을 때는 적당한 수분(멸치국물이나 다시마국물 등)을 첨가하여 기름의 양을 줄인다.

● 염분은 줄여서 먹는다

우리나라 사람들은 밥과 반찬을 한 상에 차려 먹는다. 그 모습을 보고 있자면 반찬은 밥을 먹기 위한 보조 음식 같다. 밥만 먹으면 심심하니 반찬을 짜게 만들어 심심한 밥맛을 보충하는 것처럼 보인다.

지역마다 다르지만, 우리나라 반찬은 유독 짠 것이 많다. 이것은 옛날 어려운 시절이 낳은 관습이기도 하다. 식재료를 구하기도 힘들고 사 먹기엔 경제적으로 풍족하지 못했을 때 우리 어머니들은 산과 들에서 얻은 재료로 조금 먹어도 되고 오랫동안 저장해두어도 되는 반찬을 만들어야 했다. 그러다 보니 자연스레 짜게 만든 것 같다. 그것이 몸에 배어 '웰빙'이니 '로하스'니 하며 건강한 식생활을 추구하는 지금도 우리네 밥상엔 여전히 짠 반찬들이 올라온다.

세계보건기구(WTO)에서 권장하는 하루 나트륨 섭취량은 2000mg이고, 한국영양학회에서는 나트륨 섭취 권장 상한선을 3450mg으로 설정하고 있다. 그런데 한국 사람들의 하루평균 나트륨 섭취량은 4900mg 정도이니 이젠 식탁 위 나트륨의 양을 신경 쓰자. 나트륨은 많이 섭취하면 식도암, 구강암을 일으키고 위암의 원인이 될 수 있다.

사실 식습관의 변화는 시대의 변화에 비해 아주 느리다. 중국에서는 요리를 먹고 가장 나중에 밥이나 면을 먹는다. 우리도 그런 식으로 식사 방식을 바꾼다면 좀 더 건강하게 살 수 있지 않을까? 그렇다고 해서 쌀을 비롯한 곡물 섭취를 소홀하게 여기면 또 다른 문제가 발생할 수 있다. 요즘 쌀 소비량이 현저히 줄어들어서 농촌 경제가 비상이라고 하는데, 다 함께 잘살고 건강해지려면 적절히 균형을 유지하는 지혜가 필요하다.

제대로 먹었는지 어떻게 알 수 있을까

일을 제대로 했는지 아닌지 확인하는 가장 손쉬운 방법은 결과를 확인하는 것이다. 그런 점에서 제대로 먹었는지를 확인하려면 배변 상태를 보면 된다. 대변의 경우, 황금빛으로 어느 정도 형태가 잘 잡힌 변을 정기적으로 보는 것이 가장 좋다. 소변은 색이 맑고, 거품은 없거나 적은 상태가 좋다고 할 수 있다.

운동면역요법

운동으로 산소를 공급하고 체온을 높인다

암을 극복한 고창순 박사는 "하루 1~2시간 이상은 필사적으로 운동에 매달렸다"고 말한다. 암을 극복한 사람들을 살펴보면 한 가지 공통점을 발견할 수 있는데, 바로 '규칙적인 운동'이다. 나 역시 운동을 꾸준히 하고 있다.

암환자들은 운동량을 일반인과 같은 수준으로 잡아선 안 된다. 운동하고 나서 운동을 하기 전보다 컨디션이 좋아지고 덜 피로하다면 그게 적당한 운동량이다. 너무 강도 높고 급격하게 하지 말고 옆 사람과 자연스럽게 대화를 나눌 수 있을 정도의 속도로 천천히 운동하는 것이 좋다. 또 장소에 구애받지 말고 규칙적으로 하는 것이 좋다.

암환자는 자신이 생각하는 것보다 신체 능력이 떨어져 있기 때문에 절대 무리해선 안 된다. 즐기는 마음으로 부담 없이 하자.

내가 암을 극복하기 위해 꾸준히 해온 운동들을 소개한다.

걷기

면역력을 키우는 데 가장 중요한 것 중 하나가 바로 운동이다. 운동 중에서도 으뜸이 바로 등산이나 산책을 포함한 '걷기'라고 할 수 있다. 걷기는 심신을 유쾌하게 하고 근육량도 늘려주는 최고의 운동이다.

걷기를 매일 하면 체내에 축적된 독소를 호흡을 통해 배출하고 신선한 산소를 공급받을 수 있다. 또한 걷고 나서 자연스레 수분을 충분히 섭취하게 돼 소변을 통해서도 체내의 독소를 제거하는 유익을 얻을 수 있다.

게다가 걷기는 창조된 대로 사는 가장 기본적인 방법이다. 인간은 직립보행하도록 창조되었다. 창조주께서 인간은 걸을 때 건강해지도록 설계해놓으신 것이다. 그런데 현대인들은 이런 제조회사의 매뉴얼을 지키지 않고 자동차를 타고 다니며 스스로 건강을 해치고 있다.

걷기를 할 땐 다음 몇 가지 수칙을 지키면 좋다.

- 하루 2시간 이상 공기 좋은 곳에서 걸어라. 공기가 좋은 곳(경치도 좋으면 더 좋겠다!)에서 걸으면 체온을 높이고 산소를 충분히 공급받

을 수 있어서 일거양득이다.
- 걸으면서 중간중간 물을 많이 마셔 운동에 필요한 수분을 충분히 섭취하라. 그러면 '산소 공급, 체온 상승, 독소 제거'라는 암 극복에 반드시 필요한 활동을 한꺼번에 할 수 있다. 더불어 발에 축적된 젖산과 같은 노폐물을 순환시키는 효과를 볼 수 있다.
- 걸을 때는 엉덩이를 움직여 걷고, 앞으로 몸을 숙이지 않는 것이 좋다. 머리를 옷걸이의 고리라 생각하고 몸이 그 고리에 느슨하게 걸려 있다고 생각하라. 어깨는 긴장하기 쉬운 신체 부위로, 스트레스를 느낄 때마다 가슴을 보호하려는 것처럼 앞쪽이나 위로 움직이게 된다. 이러한 무의식적인 행동 때문에 긴장하고 있으면 목이 짧아 보이는 것이다. "가슴을 펴는 자세가 삶에 긍정하며 살고 있음을 의미한다"고 샬럿 거슨(Charlotte Gerson)은 그의 책 『거슨 요법』에서 말하고 있다.
- 걸을 때는 숨을 충분히 내쉬고 충분히 들이쉬어라. 두 걸음을 뗄 동안 공기를 들이마시고 네 걸음 동안 내쉬는 것이 좋다.

발목펌프운동

암과 동행하면서 빼놓을 수 없는 운동 중 하나가 발목펌프운동이다. 눕거나 앉은 상태에서 발목 근처에 둥근 나무토막이나 긴 병 등을 놓고 발을 30~40cm 정도 들었다가 자연스럽게 떨어뜨려 발목 인대를 자극하는 운동이다. 이 운동을 하면 발에 쌓인 노폐물을 체외로 배출하는 효과를 볼 수 있다.

기구는 둥근 나무토막을 잘라서 만들 수도 있고, 빈 병에 수건을 감아서 사용할 수도 있다. 인터넷으로 발목펌프운동 기구를 구입해서 할 수도 있다. 더 자세한 내용은 인터넷에서도 쉽게 찾아볼 수 있다.

나는 처음에는 열심히 이 운동을 했지만 발목을 다치고 나서는 자주 할 수가 없어서 아쉬워하고 있다.

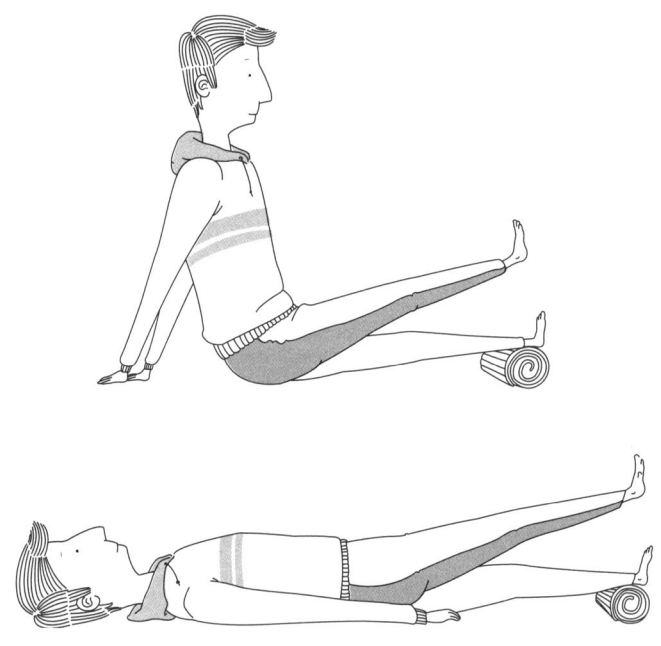

발목펌프운동

감정자유기법(EFT)

감정자유기법(EFT, Emotional Freedom Technique)은 신체의 중요한 경락(에너지가 흐르는 길)의 끝 점인 경혈을 두드려 '찌지직' 현상인 에너지 시스템의 혼란을 바로 잡는 것이다. 내가 암과 동행하면서 가장 효과를 많이 본 운동이라고 할 수 있다. 간단하고 강력한 운동이지만 이 운동을 할 때는 절차가 필요하다.

이 운동은 육체 질환의 70% 이상이 정서적인 왜곡 또는 상처에서 비롯된다는 사실에 근거하므로 우선 스트레스를 느끼는 사실을 수용하는 내용을 담은 문장, 즉 '수용 확언'을 만든다. "나는 비록 ○○○한 일로 어렵지만 이런 사실을 마음속 깊이 받아들이고 나 자신을 매우 사랑합니다"의 형태로 현실을 수용하는 문장을 만든다. 그런 다음 이 문장을 기억할 수 있는 연상 어구를 만든다. 그리고 양 젖꼭지에서 위쪽으로 3~5cm, 안쪽으로 3cm 정도에 위치한 압통점(통증을 느끼는 지점)을 문지르면서 방금 만든 수용 확언을 말한다. 그다음 손가락 두세 개를 모아 그 끝으로 14군데의 경혈을 일곱 번씩 두드린다. 타점 위치는 몸의 위에서 아래쪽으로 내려가며, 타점 순서는 크게 상관없지만 순서를 지켜가며 하는 것이 더 좋다(다음 페이지의 그림 참조).

이 운동을 처음에는 너무 간단하고 쉬워서 별 도움이 되지 않을 것이라고 생각해 자주 하지 않았다. 그런데 영하 15도의 한파가 몰아치던 어느 겨울날 새벽에 아둘람에 불이 나는 바람에 밤새도록 추위에 떨면서

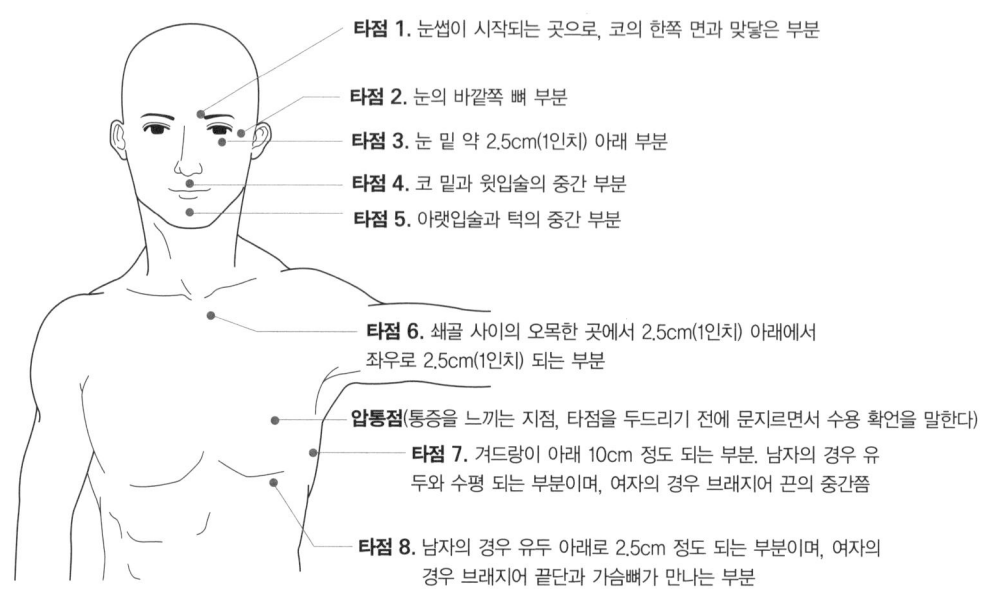

EFT의 타점과 그 순서

화재 진압하는 소방관들을 도와야 하는 절박한 상황을 맞은 적이 있다. 다른 어떤 도움을 받을 수도 없고 몸이 너무 힘들어서 어찌할 바를 모르고 있는데, 순간 머릿속에 이 운동이 생각났다. 이 운동을 가르쳐준 사람의 말을 되새기면서 여러 번 반복한 결과 큰 어려움 없이 통증을 이겨낼 수 있었다.

한번은 몸이 힘든 상황에서 런던세계선교대회에 강사로 간 적이 있는데, 비행기를 타자마자 통증이 심해지더니 런던까지 가는 동안 가라앉지 않았다. 그래서 숙소에 들어가자마자 몸이 힘들면 사용하기 위해 가지고 간 주열기를 꺼내 콘센트에 꽂았는데, 순간 퍽 하는 소리와 함께 망가지고 말았다. 다음 날부터 집회에서 메시지를 해야 해서 통증을 어서 해결하지 않으면 안 되는 긴박한 상황이었다. 도움을 받을 수도 없는 상황이었을뿐더러 숙소 사람들에게 부담을 주기도 미안해서 방 안에서 EFT와 자율진동운동을 열심히 했다. 그 덕분에 집회 일정을 무사히 마치고 돌아올 수 있었다.

간단한 운동으로 어려움을 극복한 경험이 있어 여러분에게 강력히 추천한다. 돈도 시간도 별로 들지 않으니까 누구나 부담 없이 할 수 있다. 시중에 『5분간의 기적 EFT』라는 단행본도 나와 있고 인터넷에도 좋은 정보가 많으니 꼭 도움을 받길 바란다.

모관운동

아침에 일어나면 침대에서 이 운동을 하면서 하루를 시작한다. 방법은 간단하다. 바로 누워서 두 팔과 두 다리를 어깨 폭만큼 벌려 수직으로 들고 가볍게 떨면 된다. 이 운동은 모세혈관의 혈액순환을 촉진하며 염증 해소 등에 효과가 있는 것으로 알려져 있다.

이때 발목을 바싹 젖혀서 다리 뒤쪽 힘줄이 당겨지게 하고, 팔은 손바닥이 서로 마주 보도록 펴고, 떨 때는 대퇴부와 상박(어깨에서 팔꿈치에 이르는 부위)을 떠는 기분으로 하면 된다. 1분가량은 해야 효과가 있다.

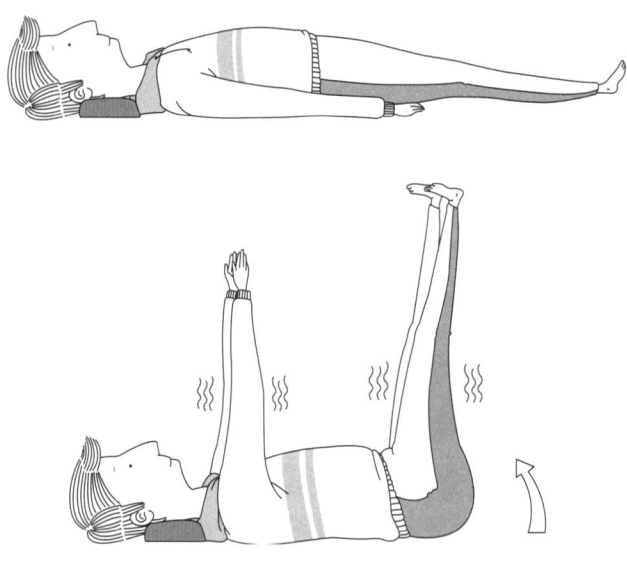

모관운동

몸살림운동

건물을 세울 때는 먼저 구조를 튼튼하고 안전하게 구축해야 한다. 그리고 상하수도, 냉난방 시설, 전기 시설, 공조 시설 등을 설치해야 한다. 마찬가지로 우리 몸이 건강하려면 먼저 몸 자체의 구조가 튼튼하게 제자리에 있어야 하고 내분비, 순환기, 소화기, 신경조직 등이 제기능을 발휘해야 한다.

건강한 육체를 위한 기초는 '튼튼하고 올바른 골격'과 '깨끗한 피'라고 할 수 있다. 몸살림운동은 올바른 체형을 갖추게 해주어 장기와 신경조직 등이 제자리에서 제 기능을 발휘하도록 도움을 주는 좋은 운동이다. 지면상으로 설명하기 어려운 면이 있으니 수련원이나 인터넷, 단행본으로 배워서 실행하기 바란다. 나는 허리가 아파서 이 운동을 배웠는데, 올바른 신체를 갖추고 건강을 관리하는 데 큰 도움을 받았다.

자율진동운동

방 안에서 손쉽게 할 수 있는 운동으로, 나는 아둘람 잔디밭에서 맨발로 이 운동을 하는 것을 즐긴다.

맨손체조를 할 때처럼 다리를 벌리고 서서 두 팔을 자연스럽게 내리고 무릎에 반동을 주어 온몸이 떨리게 하는 운동이다. 이렇게 약 15분

정도만 하면 체온이 상승해 몸이 약간 더워지면서 온몸에 진동이 생겨서 자율신경계에 긍정적인 영향을 미친다. 그러면 몸이 편안해지고 활력이 생기며 면역력도 높아진다.

자세한 방법은 인터넷과 관련 도서를 참고하길 바란다.

콩팥치기운동

독립운동가 김파 선생님이 하셔서 유명해진 운동인데, 좁은 공간에서 짧은 시간에 큰 효과를 볼 수 있는 운동이라서 즐겨 했다.

맨손체조 자세로 서서 적당한 힘으로 주먹을 쥐고 두 팔을 자연스럽게 몸통을 향해 흔들어서 하복부와 등 뒤쪽을 적당한 힘으로 때려준다. 자연스럽게 팔을 몸통 쪽으로 흔들 때 맞는 곳이 바로 콩팥이 있는 위치다.

이 운동을 5분만 하면 혈류량이 상당히 증가하여 신진대사가 좋아진다고 한다.

이 외에도 간단한 맨손체조와 스트레칭 등을 꾸준히 했는데 그중 붕어운동도 도움이 되었다. 사실 좋은 운동 방법을 많이 아는 것보다 더 중요한 것은 그것을 꾸준히 실천하는 것이다. 여기서 소개한 대부분의 운동은 인터넷에 상세한 방법이 나와 있으니 꼭 찾아보고 꾸준히 실천하길 바란다.

운동하기 어려울 때 선택할 수 있는 방법

　암종양을 떼내는 수술을 하고 나서 방사선 치료나 항암 치료를 받으면 몸도 마음도 지칠 대로 지치고 몸에는 기분 나쁜 통증이 지속되어서 도무지 운동할 엄두가 나지 않는다. 그럴 때라도 힘을 내서 운동을 해야 한다. 어떤 분은 "누우면 죽고 걸으면 산다"고까지 말했다. 정말 그렇다. 최선을 다해서 운동하라. 암환자들이 함께 모여 운동하는 동우회를 만들면 실행하기가 한결 쉬울 것이다.

　의지가 부족해서 전혀 운동을 하지 않는 것도 문제이지만 너무 지나치게 운동하는 것도 문제가 될 수 있다. 암환자는 대체로 정신력보다 육체가 더 약한 상태라고 생각하면 틀림이 없다. 그러나 운동을 하지 않는 것보다는 무리가 되어도 하는 것이 훨씬 더 좋다는 사실을 명심해서 최대한 몸을 많이 움직이도록 노력하라.

　가장 좋은 방법은 다른 암환자를 돌보는 것이다. 비록 힘이 들지만 다른 암환자를 돕다 보면 스스로 바람직한 생활을 하게 되기 때문이다. 나는 2008년 제1회 암 세미나를 열었다. 그런데 신기하게도 세미나를 끝마치고 나자 내면에 '암 극복의 기선을 잡았다'는 믿음이 생겼다. 다른 사람을 도울 때 내면의 힘이 강해지는 것이다.

정신면역요법
부정적 감정을 다스려
마음의 스태미너를 키운다

어떤 사람이 암에 잘 걸릴까? 내면에서 일어나는 감정에 어떻게 반응하느냐에 따라 발생하는 질병도 달라진다고 한다. 감정을 내면으로 억압하는 사람들이 암에 걸리기 쉽고, 감정을 폭발하는 사람들은 심장병에 걸리기 쉽다고 한다.

일반적으로 아래와 같은 성격을 가진 사람들이 암에 걸릴 가능성이 높다.

- 언제나 합리적이고 타당한 것만을 하려는 사람
- 대인관계에서 생기는 갈등을 이성과 논리로 극복하려 하고 감정

적인 반응은 되도록 자제하는 사람
- 다른 사람이 감정을 많이 상하게 하더라도 이성적으로 대하고 그 행동을 그대로 이해하려고 노력하는 사람
- 다른 사람이 자신의 욕구와 욕망을 좌절시켜도 그를 이해하려고 노력하는 사람
- 손해를 보거나 하기 싫은 일을 강요당하는 등 스트레스를 받는 모든 상황에서 이성적인 태도를 보이며 감정적으로는 대응하지 않는 사람
- 좋아하지 않는 사람에게 싫다는 표현을 못 하고 어쩔 수 없이 그를 이해하려고 노력하는 사람
- 상대방을 공격할 충분한 이유가 있어도 공격하지 않고 참는 사람

말기암환자로서 10년 이상 생존한 사람들은 '자기를 돕기 위해서 앞으로 할 것과 하지 말아야 할 것에 대한 확실한 기준이 있으며, 현실을 수용하고 긍정하는 자세를 가진 사람들'이었다고 한다. '이왕 죽을 바에야 좋은 일, 즐거운 일을 실컷 하다가 죽자!'라고 생각하는 사람들이 대부분 암을 극복하고 장기간 생존할 수 있었다고 한다.

인간은 육신만이 아니라 정신이 있는 존재이고, 정신이 면역력 증강에 중요한 영향을 미친다는 것은 널리 알려진 사실이다. 이렇게 정신이 육체에 미치는 긍정적인 영향을 엔도르핀, 다이도르핀, 세로토닌 등 신경전달물질의 작용으로 설명하기도 하지만, 이러한 전문적인 설명을 이

해하는 것보다 더 중요한 것은 긍정적이고 적극적인 마음가짐으로 사는 것이다.

암으로 인한 두려움을 선순환시켜라

　다른 사람들이 볼 때 암환자는 어디 찢어져서 피가 나거나 뼈가 부러진 것이 아니어서 가끔은 '정말 아픈가?' 하는 생각이 들게 만든다. 하지만 환자 본인은 기분 나쁜 은근한 통증부터 찌르는 것 같은 통증까지 다양한 통증을 느낀다. 그리고 가만히 혼자 있을 때는 죽음에 대한 공포가 엄습해오고, 다른 사람에게 짐이 된다는 죄책감, 사랑하는 가족을 남겨두고 먼저 세상을 떠나야 한다는 두려움과 마무리하지 못한 일들에 대한 안타까움이 문득문득 찾아온다.
　이렇듯 암으로 인한 부정적 감정들이 느껴질 땐 어떻게 해야 할까?
　여러분에게 묻겠다. 죽음이 다가오면 아무 쓸모가 없어지는가? 아니다. 모든 사람은 언젠가는 죽는다. 그러니 부정적 감정으로 온몸과 마음이 떨릴 때는 나보다 늦게 이런 경험을 하게 될 사람들을 위해 기록을 하라. 먼저 그런 경험을 하는 사람으로서 다른 사람들에게 죽음의 공포, 삶의 실존이 던지는 두려움을 극복하는 올바른 반응과 지침을 남겨서 다른 사람을 도우려고 노력하는 것이다.
　그 누구도 가보지 않은 탐험로를 개척하는 탐험가는 다음에 올 사람을 위해서 경로에 대한 유용한 정보와 경험을 기록으로 남기는 특권과 책임이 함께 있다. 마찬가지로 암과 동행하면서 직면하는 두려움, 무의미함, 갈등 등을 잘 정리해서 다른 사람들에게 인생의 길잡이가 되려고 노력하는 것은 다른 사람을 위한 기여가 되지 않겠는가? 이런 기여를 하려고 노력하면 갑자기 없었던 활력이 생기고 몸에는 엔도르핀이 돌게 된다. 그래서 나도 새벽에 일어나 이 글을 쓰고 있다!

스트레스를 효과적으로 다스려라

스트레스는 만병의 근원이라고 할 수 있다. 정신적 스트레스는 자율신경계나 내분비 기능을 떨어뜨려서 암을 유발하는 것으로 알려져 있다. 또한 면역 기능을 저하시키고, 혈액순환장애를 일으키며, 에너지 소모량을 증가시켜 세포의 노화를 촉진한다. 스트레스를 심하게 받는 사람들은 하는 일이 많지 않은데도 늘 피곤하고 탈진한 느낌을 받는다.

얼굴이 붉어지고 손이 떨릴 정도로 양손에 힘을 주어 쥐고 30초만 있어보라. 팔이 얼얼할 정도로 힘껏 쥐고! 여러분은 지금 무슨 일을 했는가? 바로 의미 없는 행동을 했다. 손가락을 펴고 있으면 편안할 것을 꼭 쥐고 있어서 힘들었을 뿐이다. 스트레스는 존재의 내면을 편안하게 펴지 못하고 내면의 에너지를 스스로 소진하도록 쥐고 있는 상태라고 할 수 있다. 왜, 무엇이 그토록 내면을 쥐고 있게 만드는가? 과도한 욕망, 상처

받은 감정, 통제할 수 없는 것을 통제하려고 하는 무분별함 등이 그렇게 만든다.

스트레스는 불쾌한 경험이나 사건, 약물 등의 장기 복용, 불편한 환경 등 그 원인이 다양하다. 이런 스트레스의 원인을 파악해서 제거하려고 노력하는 것이 암을 극복하는 관건이다.

● **유쾌한 대화로 싱겁게 살자**

정다운 사람과 부담 없는 대화를 나누는 것도 스트레스를 관리하는 좋은 방법이다. 암환자들끼리 서로를 격려하는 말을 주고받거나 죽음에 대한 공포나 걱정을 표현하는 것도 큰 도움이 된다. 생활 계획과 사회적 역할을 재조정하기 위한 대화를 하거나, 죽음을 수용하고 여유로운 마음을 가질 수 있도록 건강한 대화를 나누는 것도 효과적이다. 또 암을 극복하고 나서 하고 싶은 일을 말해보는 것도 좋다.

나는 암에 걸리고 나서 "좀 싱거워졌다"는 말을 듣곤 한다. 음식만 싱겁게 먹는 것이 아니라 삶도 좀 싱겁게 사는 여유가 필요하다. 그래서 나는 TV 코미디 프로그램을 즐겨 보려고 한다. 『인생수업』의 저자 로스에 따르면 죽어가는 사람들이 가장 많이 후회하는 것이 바로 '인생을 너무 심각하게 산 것'이라고 한다. 그러므로 대화를 할 때는 진지하되 심각해지지 않도록 유머와 위트라는 양념을 잘 치도록 하자.

● **충분한 수면으로 건강을 회복하라**

충분한 수면 역시 스트레스를 관리하는 데 도움이 된다. 극도의 스트레스를 받던 엘리야를 하나님은 로뎀나무 아래에서 먹이고 재우기를 반복했다. 아무런 의욕이 없다가도 잠을 푹 자고 나면 새로운 소망이 샘솟을 때가 많다.

수면에는 기억을 보관·유지·재편성하고 새로운 학습과 행동을 촉진하며 정신적인 안정을 취하는 렘수면과 육체적 휴식을 취하는 비렘수면이 있는데, 이 두 과정을 통해서 우리의 몸과 마음의 건강이 회복된다. 그러니 숙면을 취하려고 노력하라. 암환자가 숙면을 취하려면 최대한 빨리 직면한 상황을 수용해야 한다. 암환자는 아무리 적게 자도 밤 11시부터 새벽 4시까지는 자야 하고 하루 8시간 정도는 자는 것이 좋다.

수면에 도움이 되는 지침
- 햇볕을 받으며 등산이나 산책을 한다.
- 수면 시 조명을 최대한 어둡게 한다.
- 전화벨 소리, TV 소리를 차단한다.
- 잠자기 1~2시간 전에 침실에 아로마를 확산시킨다.
- 샤워 후 따뜻한 차와 명상 기도를 한다.
- 잠을 잘 자야 한다는 강박관념을 버린다.

● **나쁜 스트레스를 좋은 스트레스로 순화하라**

스트레스에도 나쁜 스트레스와 좋은 스트레스가 있다. 염려·근심·걱정과 불안감은 나쁜 스트레스이고, 새로운 계획을 추진하거나 도전할 때 느끼는 팽팽한 긴장감은 좋은 스트레스라고 할 수 있다. 스트레스는 없애려고 노력한다고 쉽게 없어지지 않는다. 또한 스트레스 가운데 가장 큰 스트레스는 전혀 스트레스가 없는 것일 수도 있다. 그러므로 나쁜 스트레스를 좋은 스트레스로 변화시키려고 노력해야 하며, 그릇된 욕망은 절제하면서 올바른 생각의 물꼬를 트려고 도전해야 한다.

나쁜 스트레스를 좋은 스트레스로 변화시키는 방법은 다음의 두 가지다.

첫째, 기이한 일과 미치지 못할 일에 힘쓰지 않고 심령으로 젖 뗀 아이처럼 고요하고 안정된 삶의 방식을 배워가는 것이다. 자세히 말하면, 욕망을 절제하고 하나님 안에서 안식하는 법을 배우는 것이다. 둘째, 여호와를 의지하여 성벽을 뛰어넘고 하나님을 의지하여 적진으로 뛰어드는 도전하는 삶을 통해 창조적인 에너지를 발산하는 시도를 해보는 것이다.

나는 말기암 선고를 받고 처음에는 인생의 위기를 만난 사람들을 위해서 쉼터를 만들어야겠다는 계획을 세워 추진했다. 이를 위해 180년 된 한옥을 매입해서 수리하고 아둘람이라는 요양의 집을 마련해 그곳에서 조경을 하고 텃밭을 가꾸면서 중년에 만난 말기암이라는 위기에서 비롯된 스트레스를 스스로 극복해갔다. 또 암과 동행하면서 지식이 어느 정도 쌓였을 때 암환자들을 위해 암 세미나를 개최했다. 다른 암환우들을 섬기는 즐거움이 창조적인 스트레스와 에너지를 가져다주었고 그것이 암을 극복하는 데 큰 도움이 되고 있다.

상한 감정을 치유하라

상처가 없는 사람은 아무도 없다. 그런데 많은 사람들이 그것을 부끄러워하는 법만 배워서 드러내는 것을 어려워한다. 암을 치유하려면 상한 감정과 숨겨진 분노를 폭발할 수 있어야 한다.

최대한 억압의 상태에서 벗어나도록 노력하여 영혼의 독소를 배출하라. 이를 위해 자신의 내면을 정직하게 드러낼 수 있는 환경을 만들어야 한다. 마음속 응어리들을 털어놓는 것은 마치 끓는 주전자의 뚜껑을 열어놓는 것과 같다. 자신이 느끼는 두려움, 외로움, 화, 하고 싶은 것, 암을 다스리는 방식을 사람들과 허심탄회하게 나누도록 노력하라. 이를 위해 나는 아둘람에서 글도 쓰고, 사람들을 초대해서 함께 대화를 나누거나 즐거운 시간을 보내려고 노력했다.

스탠퍼드 대학 정신의학부의 데이비드 슈피겔(David Spiegel) 박사는 "표현하지 않은 느낌이나 감정이 마음속의 걸림돌이 됩니다. 우리의 의식 밖으로 표출하려고 애써야 그 원인이 되는 스트레스를 해소할 수 있고 우리가 아직 모르는 정신적 차원을 끌어낼 수 있습니다. 느낌과 감정을 받아들이고 표현하는 일이야말로 정신적 자원을 낭비하지 않는 길입니다. 어떻게 그것이 몸이 질병과 싸우는 방식에 나타나느냐고요? 그것은 아직 미스터리입니다. 하지만 저는 틀림없이 그렇게 된다고 생각합니다. 그런 메커니즘을 이제 막 이해하기 시작했습니다"라고 말한다.

가장 상처를 크게 받은 일을 적어서 조용한 시간에 가까운 사람들과 나누어보라. 나눌 때 그 위력이 반감되고 용서할 때 사라질 것이다.

용서하라

용서는 나를 감옥에서 풀어주는 것이다. 피해자의 망상에서 벗어나 세상과 화해하며 사는 것이 암 극복을 추구하는 사람들이 가져야 할 삶의 자세다. 가해자를 또 다른 피해자로 보면 좀 더 쉽게 용서할 수 있을 것이다. 용서하는 마음이 모자라면 체내가 산성화되어 세포에서 산소들이 빠져나가면서 신체의 에너지가 정체된다.

무력감을 극복하라

암환자들은 암을 극복하는 과정이 무의미하게 느껴지기 때문에 더 고통스러워한다.

사람들은 자신의 삶을 직업이나 결혼, 자녀들에게 과도하게 투자한다. 그래서 직업적 실패, 이혼, 퇴직을 경험하거나 자녀의 진로가 기대에 못 미칠 때 어쩔 줄 몰라 하며 위기로 받아들인다. 이렇게 정서적 안전이 위협받으면 어린 시절에 받은 상처가 수면 위로 떠오른다. 그러면 피해가 더 커지는데, 아무리 노력해도 그 상처에서 벗어날 수 없다는 느낌을 받기 때문이다. 이 두 번째 트라우마는 무력감, 절망감, 버려졌다는 느낌을 낳는다. "특히 무력감은 정신적·육체적 균형에 큰 영향을 미칠 수 있다"고 세르방슈레베르 박사는 말한다.

우리가 시련이 닥쳤을 때 겪게 되는 '버려졌다'는 느낌과 무력감, 내면의 불균형이 우리를 무너뜨린다. 고통에는 뜻이 있다고 했다. 현재 내가 직면한 현실을 통해 하나님이 이루시고자 하는 목적을 생각하면 무력감을 극복하고 놀라운 비상을 경험할 수 있으며 내면의 진정한 활력을 되찾을 수 있다.

나는 암이 인생의 중반에 찾아온 불청객이나 저주가 아니라 내 삶을 업그레이드하도록 주어진 소중한 기회라고 여겼다. 그리고 암을 통해서 성취할 것들을 생각함으로써 무력감을 극복할 수 있었다.

3분간 열정적으로 웃어라

우리는 흔들리지 않는 기쁨의 원천을 추구하는 동시에 우리 몸과 감정에 변화를 가져올 계기를 스스로 마련할 수 있는데 그 강력한 방법이 웃음이다.

크게 소리 내서 3분간 열정적으로 웃음으로써 얻을 수 있는 항암 효과는 상상 이상이다. 그래서 나는 몸 상태가 좋지 않을 때마다 웃음 약을 먹는다. 열정적으로 3분간 웃는 것이다. 사실 3분간 열정적으로 웃는 것은 그렇게 만만한 일이 아니다. 지금 당장 시계를 보면서 한번 시도해보면 알게 될 것이다.

웃음은 하나님이 인간에게 준 최고의 선물 중 하나다. 웃음의 치료 효과를 연구한 결과가 많이 발표되고 있고, 우리 주변에 웃음치료사들도 많이 생겨나고 있으며, 웃음 치유와 관련된 프로그램들도 보편화되어가는 걸 보면 웃음의 치료 효과는 이미 입증된 것이나 다름없다.

● **웃어야 웃을 일이 생긴다**

암에 걸린 사람들은 대개 심각하거나 신경질적인 성격의 소유자들이 많다. 암에 걸렸다는 것은 지금까지 살아온 삶의 방식 중 일부 혹은 전부가 건강하지 못했다는 것을 방증한다. 그러므로 지금까지의 삶의 방식을 답습하거나 고집스레 유지하지 말고 변화시키려고 노력해야 한다. "너무 심각해하지 말고 좀 실없어지자"고 말하고 싶다. 자신과 다른 사람에게 농담을 걸고 유머를 즐기려고 노력하는 태도가 면역력을 높인다.

멍청하게 앉아 TV에 나오는 개그 프로그램도 시청해보라. 그것을 시청하는 것이 무슨 의미가 있고, 그게 뭐가 웃기느냐고 생각한다면 당신의 유머 감각이 떨어져서 그렇다는 것을 겸허히 인정하고 열린 마음을 가지려고 노력하라.

사람들에게 웃으라고 하면 "웃을 일이 있어야 웃지요"라고 대답한다. 암에 걸려서 웃을 일이 없으니까 굳은 얼굴로 있다가 죽고 싶은가? 아니면 적극적으로 웃으려고 노력해서 암을 극복하고 싶은가? 웃을 일이 있어야 웃는 것이 아니라 웃어야 웃을 일이 생기는 것이다.

어떤 약 못지않게 웃음은 암 치료에 효과가 있다. 살고 싶다면 자주 웃고, 많이 웃고, 길게 웃고, 열정적으로 웃어라. 웃어서 웃을 일을 만들고, 웃을 수 있는 여건을 조성하라.

참 다행스러운 점은 정말 웃겨서 웃는 웃음과 인위적으로 웃는 웃음에 대한 대뇌의 반응이 다르지 않다는 것이다. 그래서 진짜 웃겨서 웃건 억지로 웃건 웃기만 하면 강력한 항암 작용을 하는 호르몬이 나와서 면역력을 높인다고 한다. 어떤 약이 좋은지, 어떻게 치료하는 것이 좋은지를 찾아보기 전에 직접 생산할 수 있고 부작용이 전혀 없는 항암제인 웃음을 자주 복용하라.

그러고 보니 웃음에 전혀 부작용이 없는 것은 아닌 것 같다. 자주 웃으면 얼굴에 주름살이 많이 생기고 조금은 실없는 사람처럼 보일 수도 있으니까. 하지만 그 결과 건강을 되찾고 더 매력적인 인상을 가지게 된다면 그것을 부작용이라고 할 수는 없을 것이다.

● **4중주로 웃어라**

웃음에는 파안대소, 포복절도, 요절복통, 박장대소 등 다양한 웃음이 있다. 웃을 때는 숨이 끊어질 정도로 웃는 것이 좋다. 먼저 숨을 깊이 들이쉬고 마지막 호흡까지 온몸으로 쥐어짜면서 웃어보라. 그렇게 하고 나면 온몸의 상태가 좋아지는 것을 느끼게 될 것이다. 이런 웃음을 '포복절도'라고 한다.

또한 손뼉을 치면서 큰소리로 웃어라. 창조주는 우리 몸에 컨트롤 시스템을 잘 만들어놓았다. 바로 발바닥과 손바닥과 귀에 온몸의 반사구를 만들어놓은 것이다. 그리고 그곳을 점검하여 몸 상태를 파악하고, 자극하여 신체를 활성화할 수 있게 하셨다. 그래서 손뼉을 세게 치기만 해도 면역력을 높일 수 있다. 이렇게 박수를 크게 치면서 큰소리로 웃는 웃음이 바로 '박장대소'다.

허리가 끊어지는 것 같고 배가 아플 정도로 웃는 것이 바로 '요절복통'이고, 얼굴이 터질 것처럼 웃는 것이 '파안대소'인데 한꺼번에 4중주로 웃는 것이 최고의 항암제라고 할 수 있다.

● **다른 사람을 웃겨보라**

함께 웃을 수 있는 사람들을 만들면 더 많이 웃을 수 있다. 잘 웃을 수 있는 가장 좋은 방법은 다른 사람을 웃기는 것이다. 다른 사람을 웃게 만들기 위해서 열정적으로 웃는 연습을 하고, 웃음을 시범 보이는 것을 주저하지 마라. 돈도 전혀 들지 않고 쉽게 복용할 수 있는 면역증강제인 웃음을 적극 활용하라.

나는 암환자에게 병문안을 가는 사람들에게 "꼭 한 가지 이상 재미 있는 유머를 준비해 가서 웃겨주라"고 한다. 암환자에게도 "하루에 재미난 유머를 한 가지 이상 개발해서 세 사람 이상에게 얘기해주라"고 권한다. 또 코믹한 영화나 코미디 프로그램을 감상하라고 권하곤 한다. 사실 이런 것들이 암을 슬기롭게 극복하는 방법이다.

강원도 아둘람에서 기거한 지 얼마 안 되었을 때의 일이다. 전기 요금 고지서가 여전히 이전 집주인의 이름으로 나오기에 명의를 바꾸려고 한국전력 지사를 방문했다. 그런데 한 직원이 내게 와서 "고객님, 죄송하지만 저희가 웃음 시간을 가지려고 하는데 조금만 기다려주세요"라고 하기에 "그렇게 하세요"라고 답했다. 잠시 후 직원들이 웃기 시작했다. 그런데 그들의 웃음소리가 영 시원치 않았다. 그래서 내가 "제가 시범을 보여드릴까요?"라고 말하니까 직원들이 깜짝 놀라며 그렇게 하라고 했다. 그래서 난 손뼉을 치면서 박장대소, 포복절도의 웃음으로 한참 동안 웃었다. 그렇게 내가 체면이고 뭐고 다 벗어던지고 웃자 온 사무실이 웃음바다가 되었다. 그다음 날 한전에서 고맙다고 치약 세트를 보내주었다. 이것이 "왕년에 내가 어마어마했지"라는 요즘 유행어와 같은 소리인지 모르겠지만, 어쨌든 웃어서 좋고 선물까지 받는데 왜 웃지 않는가!

● **어떤 감정이든 억압하지 말고 분출하라**

울고 싶을 때 우는 것도 좋은 치료가 된다. 이병욱 박사는 『울어야 삽니다』에서 "감동적인 장면을 보거나 인생의 깊은 의미를 깨닫고 우는 것은 웃음보다 더 강력한 항암 효과가 있다"고 말한다.

한국 남자들은 성장 과정에서 울음을 참도록 배웠다. 그래서 우는 것을 남자답지 못하다고 여겨 자연스럽게 울지 못하는 남자들이 많다. 이런 감정의 억압이 내면의 상처를 쌓아 건강을 악화시킨다. 예수님께서도 우셨다는 기록이 있지 않은가. 울 수 있는 것 또한 큰 특권이다.

암환자가 되었다면 자신의 감정에 충실하려고 노력하라. 감동적인 영화를 보면서 우는 것도 치유에 도움이 된다. 내면의 눌린 슬픔을 분출해냄으로써 감정의 자유를 누리는 것이 면역력을 높이는 길이다.

우리를 창조하신 분의 인생사용지침을 따르라

정신요법에서 가장 기본이 되는 것은 제조회사의 사용설명서, 즉 하나님께서 『성경』을 통해서 제안하신 방법대로 사는 것이다. 『성경』은 "항상 기뻐하라, 쉬지 말고 기도하라, 범사에 감사하라"(살전5:16-17)고 하면서 "이것이 그리스도 예수 안에서 우리를 향하신 하나님의 뜻이니라"(살전5:18)고 말한다. 항상 기뻐하는 삶, 늘 기도하는 자세, 모든 일에 감사하는 마음으로 사는 것이 우리를 창조하신 분이 제안한 생활 방식이다.

● **기쁨의 원천을 발견하라**

근심하지 않고 하나님을 기뻐하는 것이 우리에겐 힘이라고 『성경』은 말한다(느8:10). 기쁨은 우리가 유지해야 할 바람직한 상태다. 그러나 몸은 힘들고 상황은 어려운데 어떻게 항상 기뻐할 수 있겠는가? 그래서 기쁨은 당연하게 주어지는 것이 아니라 우리가 의지를 가지고 선택해야 한다.

그러나 의지만으로는 기뻐할 수 없다. 상황이 어렵더라도 '믿는 구석'이 있어야 기뻐할 수 있다. 그래서 의인은 믿음으로 산다. 능력이나 자격으로 사는 것이 아니다. 그렇게 하기에는 사는 동안 질병·사고·자연재해 등 우리가 통제할 수 없는 많은 일들이 일어난다. 다만 "하나님을 사랑하는 자, 곧 그 뜻대로 부르심을 입은 자들에게는 모든 것이 합력하여 선을 이룬다"(롬8:28)는 사실을 믿는 자들은 모든 일을 기뻐할 수 있다. 그러므로 진정한 기쁨의 원천을 발견하는 것이 중요하다.

정신적인 기쁨의 근원을 발견하는 것이 근본 해결책이다. 나도 현실 기독교에는 불만이 많지만 기쁨의 원천이 되신 예수님을 사랑하고 그분을 의지함으로써 암을 두려워하지 않고 기쁨으로 극복해가고 있다. 그래서 암을 극복하고 싶다면 그분을 인격적으로 만나보라고 권하고 싶다. 12년 동안 혈루병을 앓던 여인이 그분을 만남으로써 깨끗이 병이 나았던 것처럼!

● **기도하라**

"지성이면 감천"이란 옛말이 있다. 간절히 염원하여 온 정성을 쏟으면 하늘도 움직인다는 뜻이다. 바로 기도의 위력을 말해주는 것이다. 그러나 우리의 기도는 단순히 지성을 드려서 하늘을 감동시키는 것이 아니다. 우리를 만드신 전능하시고 사랑이 많으신 분이 언제든지 도움을 주기 위해서 기다리고 계시다는 데 소망이 있다. 우리는 기도로 살아계신 하나님께 우리의 염려를 맡길 수 있는데, 왜냐하면 그분은 간호사가 환자를 돌보듯이 엄마가 아기를 돌보듯이 우리를 돌보시는 분이기 때문이다(벧전5:7).

우리는 모든 걱정과 염려를 묶어서 하나님께 기도할 수 있다. 왜냐하면 우리의 모든 상상을 초월하는 완벽한 평화로 우리의 감정과 의지와 정신의 세계를 지켜주시는 분이 계시기 때문이다(빌4:6-7).

그리고 그분은 "내 이름을 경외하는 너희에게는 공의로운 해가 떠올라서 치료하는 광선을 비추리니, 너희가 나가서 외양간에서 나온 송아지 같이 뛰리라"(말4:2)는 놀라운 약속을 하셨다. 그 약속을 받을 수 있는 조건, 즉 제조사의 완벽한 애프터서비스를 받을 수 있는 조건은 바로 그분을 경외하는 것이다. 그런데 현대인들은 '경외'라는 단어를 거의 잊어버리고 살고 있다. 그것은 자연을 관리하고 통제하고 개발하는 대상으로 인식할 뿐 하나님의 놀라운 숨결을 느끼는 대상으로 인식하지 못하는 탓인 듯하다. 그래서 하나님은 거대한 자연현상을 통해서 창조주의 권위를 무시하거나 망각하는 인간들에게 자신의 권능을 드러내시고 주권을 선포하신다.

우리는 자연재해라는 값비싼 대가를 통해 하나님을 진정 하나님으로 인식함과 동시에 인간의 과학이 얼마나 유한한지를 배운다. 우리가 그분을 진정으로 경외할 때 그분은 우리를 위해 놀라운 수술을 해주시는데, 놀랍게도 그분의 수술은 부작용이 전혀 없다. 또한 하나님은 상상할 수 없는 치료의 광선을 쬐어주셔서 우리를 완벽하게 고쳐주심에 기뻐 뛰게 할 수 있으시다.

나는 수술 부위가 넓어서 등 부위 절반 이상에 방사선 치료를 받았다. 보이지 않는 방사선을 쬐었지만 그 방사선 치료를 하기 위해서 찍은 검은 점이 남아 있고, 방사선 치료를 한 곳은 타서 다른 곳보다 검게 변했다. 이렇게 인간이 만들고 행하는 것에는 대부분 부작용이 있다. 그러나 하나님께서 주시는 치료의 광선은 부작용이 전혀 없을 뿐만 아니라 완벽하게 치료한다.

최근 과학자들의 연구를 통해서 기도를 할 때 우리 몸의 미립자 세계에 큰 변화가 일어난다는 사실이 밝혀졌다. 합심기도를 하거나, 많은 사람들의 중보기도를 받을 때 몸에 놀라운 변화들이 일어나는 이유를 미립자 세계의 현상으로 설명하기도 한다. 그런 과학적인 증거가 있든 없든 하나님은 하나님이라고 인정하는 것이 바로 하나님을 경외하는 것이다. 그렇게 하나님을 진정으로 인정하고 기도할 때 우리 몸은 신속히 치유될 수 있다.

그러므로 우리는 치유를 위해서 기도해야 하는데 하나님은 "아버지가 자식을 긍휼히 여김같이 여호와께서는 자기를 경외하는 자를 긍휼히 여기시나니. 이는 그가 우리의 체질을 아시며 우리가 단지 먼지뿐임을 기억하시기"(시103:13-14) 때문이다.

● 감사하라

긍정적인 생각을 하고 긍정적인 삶을 사는 것이 건강한 삶의 기초다. 항상 감사하는 마음을 가지려고 노력할 때 상황과 사람, 사물과 사건에 긍정적인 반응을 보일 수 있다. 감사는 현실의 어두운 면이 아니라 밝은 면을 보는 것이며, 없는 것이 아니라 있는 것을 보는 것이다. 단점이 아니라 장점을 보며 가능성을 보며 은혜를 기억하는 것이다.

직면한 현실과 상황을 볼 때 도저히 감사하고 싶은 마음이 생기지 않을 때가 많다. 그러나 그 문제를 통해서 합력하여 선(善)을 이루시리라 믿으면 감사할 수 있다. 감사는 내가 처한 현실을 가장 긍정적으로 바라보는 것이며, 내가 가진 자원을 가장 극대화하고 활성화해서 파악하는 것이다.

나는 암이 온몸으로 퍼졌을 때 그 상황 자체를 감사할 수는 없었다. 그러나 암을 통해서 내 안에서 이루어질 것들을 기대하면서부터는 비로소 감사할 수 있었다. 사실 암에 걸리지 않았다면 이만큼 절박하고 가난한 심정으로 삶과 죽음과 관계들을 진지하게 생각했겠는가?

매일 감사할 일을 기억해보고, 감사할 대상을 떠올리고, 감사의 구체적인 표현들을 실천하도록 노력해보라. 그런 감사 노트를 매일 써나가보라. 감사할 수 있는 능력, 웃을 수 있는 능력은 IQ나 EQ 못지않게 중요한 능력이며 치유의 능력이 된다.

● 다른 사람을 섬겨라

어떤 때 가장 면역력이 높아지며 기쁨이 차오를까? 그것은 다른 사람을 섬길 때다. 사랑받는 세포는 면역력이 높아진다고 한다. 그러나 사랑하는 세포는 면역력이 더 높아진다. 이미 얘기했듯, 나는 암환자들을 위한 첫 암 세미나를 끝내고 나서 암 극복의 기선을 잡았다는 내면의 확신이 섰다.

이기적인 사람은 생동감이 넘치는 삶을 살기 어렵고, 진정으로 즐겁기 힘들다. 이타적인 마음을 가지려고 노력할 때 면역력이 강해진다. 나는 암 치료에 필요한 의료기기 등을 구입할 때 되도록 두 개를 한꺼번에 구입하려고 노력했다. 재정적으로 여유가 있어서가 아니라 도움을 받으러 찾아오는 사람들을 위해서였다. 그분들이 그것을 사용하며 기뻐하는 모습을 보면서 나도 함께 기뻐했고, 그 기쁨이 면역력을 높이는 데 큰 도움이 되었다.

"불치의 병은 없다. 불치의 사람(생활습관)만 있을 뿐이다"라고 예일대 의대 버니 시겔(Bernie Siegel) 교수는 말했다. 불치의 사람 중 최고의 불치의 사람이 바로 이기적인 사람일 것이다. 암세포란 무엇인가? 다른 세포와 신체를 고려하지 않고 무한 증식하려고 신생 혈관을 끊임없이 확장시키는 이기적인 세포가 아닌가? 이기적인 암세포를 극복하는 첩경은 바로 이타적인 삶을 사는 것이다.

죽어가는 자가 주는 교훈을 배워라

죽음을 앞둔 사람들이 가장 후회하는 것은 '삶을 그렇게 심각하게 살지 말았어야 했다'는 것이다. 우리 모두는 별의 순례자이며, 단 한 번의 즐거운 놀이를 위해 이곳에 왔다. 우리의 눈이 찬란하지 않다면 어떻게 이 아름다운 세계를 반영할 수 있겠는가? 삶의 끝에서 아무도 당신에게 당신이 얼마나 많은 학위를 가졌으며, 얼마나 큰 집을 가지고 있는지, 얼마나 좋은 차를 굴리고 있는지 묻지 않는다. 중요한 것은 당신이 누구인가 하는 것이다. 이것이 죽어가는 사람들이 당신에게 가르치는 것이다.

"죽어가는 자들이 또 하나 가슴 아프게 후회하는 것은 사랑하고 살지 못한 것에 대한 후회다"라고 로스는 『인생수업』에서 말하고 있다.

사랑하라!

물리적 면역요법

체온을 올리고 발을 자극해 암 극복의 힘을 키운다

인체의 면역력을 높이는 물리적인 요법이 여러 가지 있는데 암과 동행하면서 꾸준히 실천하여 도움을 받은 몇 가지 방법을 소개한다.

온열 요법

암종양의 특징 중 하나가 바로 저체온 상태에서 잘 증식하고 고온에 약하다는 것이다. 그래서 체온을 높이면 면역력이 증강되어서 암을 다스리고 극복할 수 있는 힘이 강해진다.

옛날부터 우리 선조들은 건강이 좋지 않을 때 뜨거운 온돌방 아랫목에서 몸을 지지곤 했다. 나는 강원도 백두대간 밑에 자리 잡은 산촌 마을 한옥에 살면서 뜨겁게 달군 온돌방에서 잠을 자곤 한다. 자고 나면 부어오르고 통증이 있던 부위들이 가라앉는다. 이처럼 몸에 열을 주입하는 것이 바로 온열요법이며, 이를 위해 다양한 기기들이 개발되어 있다. 그중 내가 효과를 보고 있는 것은 다음과 같다.

● **미쯔이주열기**

일본에서 개발된 주열기로, 40~75℃의 원적외선을 방출하는 편리하고 효과적인 기구다. 개발 업체는 이 기구로 10만 명 이상의 암환자가 치료됐다고 주장하는데, 그 정보의 신빙성이야 확인할 수 없었지만 어쨌든 나는 이 주열기의 강력한 효능을 경험하고 있다.

먼저 등뼈 주위부터 시작해서 전신에 열을 주입하다 보면 몸이 편안해진다. 특히 체온이 떨어진 부위에 주열기를 갖다 대면 비정상적으로 뜨겁게 느껴지는데, 그곳에 집중적으로 열을 주입하면 통증이 줄어들고 편안해지면서 면역력이 증강하는 듯한 느낌이 든다. 아내가 주열기를 사용하는 방법을 배워서 자주 내 몸에 열을 넣어준다. 물론 서비스료는 비싸지만!

● 토마리온

　신장 모양의 주열기다. 약 3분 정도 충전하면 3~4시간 동안 열이 지속된다. 다른 기기보다 휴대하기 편해 장거리 운전을 하거나 추운 날 야외 산책, 등산을 할 때 유용하다. 또 책상에 앉아 있을 때 통증이 있는 부위에 대고 있으면 편안해진다.

　나는 장거리 운전을 할 때나 강의나 집회를 하러 갈 때 이 기구를 가지고 다니며 통증이 느껴지는 부위에 사용한다.

● TDP 온열기

　원적외선을 방출하는 기기로, 다양한 형태가 있다. 나는 책상에 앉아서 공부할 때나 누워 있을 때 옆에 켜놓는데 좋은 효과를 보고 있다. 지금도 나는 옆에 이 기기를 켜놓고 뜨거운 열기를 쪼이며 글을 쓰고 있다.

● 기타 요법과 주의 사항

　이 밖에도 나는 80℃까지 올라가도 전자파가 나오지 않는 좋은 전기매트를 사용했고 다른 암환자들에게 선물해주기도 했다. 온돌이 없는 분들은 활용할 만하다. 지금도 아주 힘들 때는 이 매트를 사용하는데 요즘은 온돌에 몸을 지지는 걸 더 좋아한다. 또 정기적으로 족욕, 반신욕, 온천욕을 통해 체온을 높여주면서 면역력을 증강해왔다.

시중에는 다양한 주열기구들이 나와 있고, 병원에서는 고가의 장비들로 몸에 열을 주입하고 있다. 한방의 뜸이 바로 주열요법의 일종이라고 하겠다.

이처럼 체온을 높여 신진대사를 원활하게 하고 면역력을 높이는 많은 기기와 활동들이 있는데 각자의 형편과 편의성 등을 고려해서 잘 조합해서 활용하면 면역력을 높이고 통증을 완화할 수 있다.

그러나 한 가지 주의할 점이 있다. 과대광고에 속지 말아야 한다는 것이다. 절박한 환자들의 마음을 이용해서 "이 기기 하나만 있으면 암을 고칠 수 있다"고 과장하면서 비싸게 기기를 팔려는 이들이 많다. 그런 주장은 아무리 그 기기가 성능이 좋다 하더라도 과장된 주장임이 틀림없다. 그런 기기들은 대개 높은 유통 마진을 붙여서 터무니없을 정도로 높은 가격에 판매된다. 암이라는 인생의 강도를 만난 자들에게 찾아와서 옷까지 벗겨가려는 범죄나 다름없다. 이런 상술에 현혹되지 말고 협상을 하든 공동구매를 하든 되도록 싼값에 구매를 시도해보라. 의외로 저렴하게 구매할 수 있는 방법이 많다.

발반사요법

인체에서 모세혈관이 가장 많이 분포된 곳, 심장에서 가장 멀리 떨어진 곳, 인체의 모든 장기 조직의 반사점이 있는 곳, 신체에서 가장 노폐물이 잘 쌓이는 곳은 어디일까? 바로 발이다. 심장을 출발한 피는 발까지 내려간 다음에는 압력이 떨어져서 올라오기 어렵다. 이런 현상을 방지하기 위해서 제조사인 하나님께서는 하지정맥에 판막을 두어서 피가 발에서 올라가다가 다시 내려가지 않도록 만드셨다. 그리고 인간이 창조주의 설계대로 많이 걷고 손으로 부지런히 일을 하고 다른 사람들의 의견을 경청하면서 살면 건강하도록 발과 손과 귀에 몸 전체에 대한 반사구를 설치해두셨다.

그러나 우리는 제조사가 기대한 만큼 잘 걷지 않는다. 그 결과 제조사가 기대한 것과는 달리 발로 내려간 피가 위로 올라오면서 끌어올려야 할 노폐물들을 끌어올리지 못해서 발에 노폐물이 쌓인다. 발에 쌓인 노폐물은 그 반사점에 문제를 일으켜서 질병을 부른다.

이런 원리를 활용해 발을 자극하는 건강법이 발반사요법이다. 이는 중국의 『황제내경』에도 나오는 오래된 치료법으로, 발반사요법을 꾸준히 받으면 인체의 면역력을 높일 수 있다. 시중에는 다양한 발반사요법을 시술하는 곳이 많고 그중에는 신뢰할 만한 전문 시술을 하는 곳도 있다. 암환자라면 전문적으로 시술하는 곳의 도움을 받는 것이 좋겠다.

나는 말기암 진단을 받고 나서 적극적으로 대체의학적인 요법을 찾던 중 발반사요법을 발견하고 그 효능에 감동받아 우리 단체의 동료들을 모아서 함께 발반사요법을 공식적으로 배우고 자격증을 땄다. 그리고 집과 사무실, 아둘람에도 발반사를 할 수 있는 시스템을 갖추어놓았다. 몸이 좋지 않을 때면 발반사를 받으러 가거나, 아니면 집에서 아내가 발반

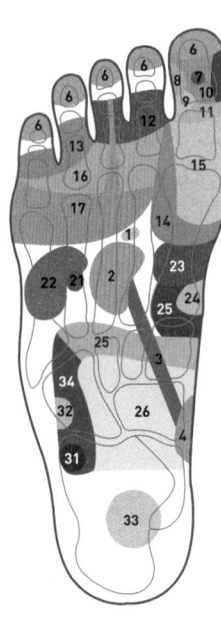

1. 부신
2. 신장
3. 수뇨관
4. 방광
5. 요도/음도
6. 전두동
7. 뇌하수체
8. 삼차신경
9. 소뇌
10. 대뇌
11. 목
12. 눈
13. 귀
14. 갑상선
15. 부갑상선
16. 승모근
17. 폐/기관지
21. 담낭
22. 간장
23. 위장
24. 췌장
25. 횡행결장
31. 맹장
32. 회맹판
33. 생식선(난소, 고환)
34. 상행결장

오른발바닥 반사구

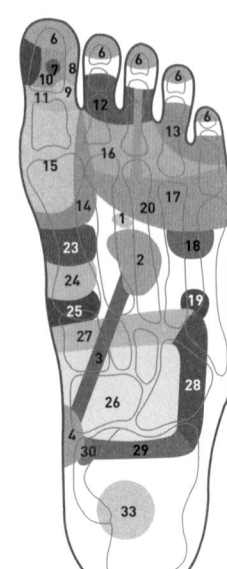

1. 부신
2. 신장
3. 수뇨관
4. 방광
5. 요도/음도
6. 전두동
7. 뇌하수체
8. 삼차신경
9. 소뇌
10. 대뇌
11. 목
12. 눈
13. 귀
14. 갑상선
15. 부갑상선
16. 승모근
17. 폐/기관지
18. 심장
19. 비장
20. 복강신경총
23. 위장
24. 췌장
25. 십이지장
26. 소장
27. 횡행결장
28. 하행결장
29. 직장
30. 항문
33. 생식선(난소, 고환)

왼발바닥 반사구

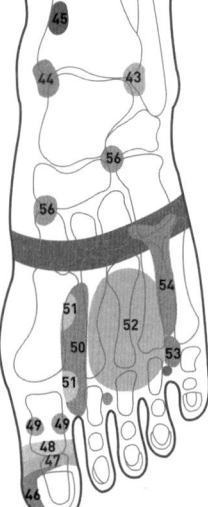

43. 상반신 임파선
44. 하반신 임파선
45. 서혜부(아랫배와 허벅지 사이의 움푹 들어간 곳. 일명 사타구니)
46. 코
47. 위턱
48. 아래턱
49. 편도선
50. 흉부 임파선
51. 성대/인후/기관
52. 흉부(가슴, 유방)
53. 평형기관
54. 견갑골근
55. 횡경막
56. 늑골근

발등 반사구

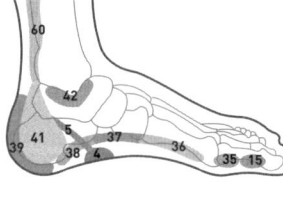

35. 경추
36. 흉추
37. 요추
38. 선골/미골
39. 내미골
41. 생식기(자궁전립선)
42. 고관절
60. 대퇴신경

발 안쪽 반사구

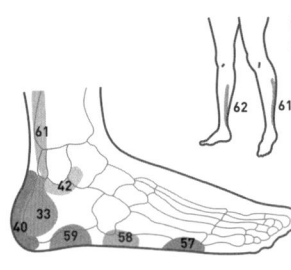

61. 비골신경
62. 좌골신경

33. 생식선(난소, 고환)
40. 외미골
42. 고관절
57. 어깨관절
58. 팔꿈치관절(주관절)
59. 무릎관절(슬관절)
61. 비골신경

발 바깥쪽 반사구

사와 주열을 해주고 있다. 이런 아내가 있어서 난 행복하다.

EMDR 요법

EMDR 요법은 Eye Movement Desensitization & Reprocessing(번역하면 '안구운동 민감소실 및 재처리 요법'이다)의 약자다. 캘리포니아의 심리학자인 프랜신 샤피로(Francine Shapiro)가 1980년에 개발한 치료법으로 주로 렘수면에서 안구운동이 일어나는 원리를 이용해 안구를 움직임으로써 트라우마를 치료하는 방법이다.

환자가 경험한 가장 고통스러운 일을 떠올리면서 불빛의 움직임에 따라 안구를 좌우로 움직이게 하는 간단한 방법이지만 몇 번만 치료를 받고 나면 고통스러운 기억, 그리고 그와 관련된 증상을 전혀 보이지 않는 환자의 비율이 60%가 넘고 완치율이 80%까지 나온다는 연구 결과도 있다.

국내에서는 정신질환 치료에 활용되고 있으며, 자세한 사항은 시중에 나와 있는 관련 도서를 참고하면 된다.

약리적 면역요법
효소로 몸의 영양 상태를 최적화한다

　암에 좋다는 약과 건강보조식품들은 수없이 많다. 그중에서 나는 만나텍사의 제품, 트랜스퍼 팩트, 키토산, 실크Q, AHCC, 프로폴리스, 차가버섯 정제액, 균형생식환, 헤모힘 등과 같은 건강보조식품류와 미슬토, 제닥신 같은 주사제, 이뮤노업진, 고단위 비타민정제제 같은 의약품, 생식이나 선식, 볶은 곡식과 같은 식사 대용 식품, 각종 효소 등을 섭취해보았다.

　이들 중 어떤 제품은 효과가 대단히 뛰어나다거나 임상 경험이 무수히 많다고 해서 복용해보았고, 아주 잘 아는 분이 판매하면서 진심으로 권해 복용한 것도 있다. 한때는 내가 직접 고르거나 지인이 권하는 약을 다 먹어 어쩌면 이 약물들로 배가 터져 죽을지 모르겠다는 생각까지 들었다.

그러나 그것도 한때였다. 시간이 지나면서 이런 약들을 하나둘씩 줄여가다가 나중에는 대부분 복용하지 않게 되었다. 왜냐하면 이런 약들이 암을 극복하는 데 미치는 영향이 생각보다 크지 않았기 때문이다. 물론 몸이 많이 나아져서 그런 것일지도 모르겠다.

먹는 약이나 건강보조식품을 구입할 때 다단계 형식으로 판매되는 것은 일단 의심해보는 것이 좋겠다. 정말로 그렇게 암에 좋다면 왜 굳이 다단계 형식으로 밀어내기 판매를 하며, 그렇게 많은 유통 인센티브를 주어가면서까지 환자들에게 비싸게 판매하겠는가? 암은 한두 가지 약이나 건강보조식품으로 극복할 수 있는 질병이 아니라는 점을 기억하길 바란다.

효소는 평상시 건강관리용으로 섭취

좋은 효소를 장기간 복용하는 것은 추천할 만하다. "먹는 것이 몸을 결정한다"는 말이 있지만 실제로는 먹는 것이 몸을 결정하는 것이 아니라 소화된 것이 몸을 결정한다. 우리 몸이 음식물을 소화시키려면 효소가 필요한데 오늘날 생산되는 대부분의 식품에는 효소가 현저히 부족한 데다 그나마 있는 효소마저도 조리 과정에서 대부분 파괴된다. 그래서 음식을 제대로 소화하지 못해 각종 질환과 비만에 걸린다. 그러므로 효소를 꾸준히 복용하는 것이 건강에 큰 도움이 된다.

분말 효소는 식사 때마다 1~2스푼씩 먹고, 액상 효소는 아침저녁으로 식전에 미지근한 물에 타서 마시면 건강관리에 큰 도움이 된다.

시중에 다양한 가격, 다양한 품질의 효소 제품들이 나와 있다. 그중에는 저렴하면서도 효능이 괜찮은 것도 더러 있다. 그런 것들을 잘 골라서 먹으면 식료품에 함유된 영양소들이 과거보다 현저히 부족한 현대의 식사를 보충하는 데 도움이 될 수 있다.

효소단식요법은 몸속 노폐물 배출에 효과적

건강이 허락한다면 효소단식으로 체내 노폐물을 제거하는 방법도 해 볼 만하다. 효소단식은 효소만을 복용하면서 절식 혹은 단식을 해 몸속에 있는 숙변과 같은 노폐물을 배출하고 신진대사를 원활하게 하는 방법이다.

효소단식요법을 물 단식과 같이 무작정 굶는 것으로 오해하는 사람들이 있다. 그러나 효소단식요법은 우리 몸이 필요로 하는 열량을 충분히 공급하므로 물 단식과는 달리 세포조직의 생화학적 미네랄 균형을 유지할 수 있고, 체내에서 효소가 작용하는 최적의 환경을 제공해주므로 체내 노폐물이 제거되고 체중은 줄어들지만 체력은 약해지지 않는다.

효소에는 액상 형태의 효소와 분말 형태의 효소가 있다. 액상 효소는 주로 산야초를 숙성시킨 것이고, 분말 효소는 현미와 대두를 효모를 이용해서 효소화시킨 것이다. 이 두 가지를 적절하게 배합해서 복용하면 큰 힘을 들이지 않고 몸의 영양 상태를 심각하게 파괴하지도 않으면서 좋은 효과를 볼 수 있다.

나는 어떤 분의 권유로 몸 상태가 괜찮을 때 12일간 효소단식을 해서 몸속에 있는 노폐물을 제거했는데 건강에 많은 도움이 되었다. 효소단식을 전문적으로 도와주는 기관(효소단식원)들이 있으니 관심이 있으면 찾아가서 해보는 것도 좋겠다. 비용이 부담되면 집에서 직접 해도 어렵지 않다. 단, 효소단식은 어느 정도 건강이 받쳐주는 상태에서 실시해야 한다는 점을 명심해야 한다.

다음 페이지에 효소단식 가이드라인을 정리해두었으니 참고하길 바란다.

효소단식 가이드라인

효소단식은 몸속 노폐물을 제거하고 몸을 건강하게 회복하는 데 많은 도움을 준다. 보통 2가지의 방법 중에서 선택할 수 있다. 어느 방법을 사용하든 일주일 이상 하는 것이 도움이 되며 10일 정도 하는 것이 좋다.

준비물

액상 효소, 분말 효소, 생수, 구충제, 마그밀 또는 식이섬유, 천일염 혹은 죽염, 디톡스차(또는 녹차나 감잎차)

준비 과정

단식 이틀 전에
- 구충제를 복용한다.
- 식사량을 절반 정도로 줄인다.
- 한 끼는 액상 효소만 마신다(액상 효소 30ml를 생수 200ml에 타서 마신다).

단식 하루 전에
- 한 끼는 죽을 먹고 두 끼는 액상 효소를 같은 방법으로 먹는다.
- 취침 전에 마그밀을 4~5알 먹는다.

효소단식

방법 1 _ 액상 효소만을 이용한 단식

체내에 있는 숙변과 노폐물과 독소를 배출해내고 면역력을 강화하며 체중을 적절하게 관리하기 위해 진행한다. 효소단식의 효과를 충분히 얻을 수 있다.

- 아침, 점심, 저녁은 효소 30ml를 생수 200ml에 타서 마시고, 각 식사 중간과

저녁 후에 간식으로 효소 20ml를 생수 150ml에 타서 마신다.
- 너무 허기지거나 공복감이 심하면 수시로 액상 효소를 마셔도 된다.
- 생수는 하루에 2L 이상 마신다. 디톡스차나 녹차 등의 차로 마셔도 된다.
- 둘째 날부터는 천일염이나 죽염을 생수에 조금 타서 마신다
- 매일 변을 보기 위해 마그밀을 취침 전에 먹는다. 배변에 불편이 없으면 먹지 않아도 된다. 마그밀 대신 아침과 저녁 공복 시에 식이섬유 6g 정도를 따뜻한 물 500ml 정도와 함께 섭취해도 된다.
- 일주일에서 열흘 정도 효소단식을 하면 같은 기간 동안 회복 기간(262~263쪽 참조)을 갖는다. 회복 기간은 단식 기간의 2배까지 해도 좋다.

방법 2 _ 액상 효소와 분말 효소를 함께 사용하는 단식

단식 효과는 방법 1보다 다소 떨어지지만 좀 더 편하게 효소단식을 할 수 있다.
- 방법 1과 같지만 아침, 점심, 저녁 식사 때 액상 효소와 함께 분말 효소를 20g씩 추가해서 먹는다.

효소단식 시의 주의 사항
- 운동은 가벼운 산책이나 자율진동운동 정도가 좋다
- 체내 노폐물 배설로 인해 구취나 악취가 날 수 있다. 입 안을 자주 헹구고 따뜻한 물로 목욕을 하는 것이 좋다
- 효소단식을 하면 간혹 명현현상이 나타날 수 있다.
- 활동에 별로 지장이 없으므로 일상적인 업무는 해도 무방하다.
- 회복식을 잘하는 것이 효소단식의 승패를 좌우한다는 생각을 가지고 지침에 따라 충실하게 회복식을 하는 것이 좋다.

회복 기간

회복 기간은 효소단식이 끝나고 정상적인 식사를 하기까지의 보식 기간이다. 이 기간도 단식 기간이라 할 수 있으며, 단식 기간보다 더 중요할 수 있다. 단식이 끝난 후 바로 정상적인 식사를 하면 매우 위험하다. 보식을 해서 소화기관이 서서히 음식에 적응하게 해야 한다. 이전 식습관보다 더 바람직한 식사습관을 형성하는 기회로 삼아 단식의 효과를 극대화하도록 한다.

	식단
첫째 날	묽은 현미죽 1/3공기, 된장국 1/3공기, 물김치
둘째 날	묽은 현미죽 2/3공기, 된장국 2/3공기, 물김치
셋째 날	묽은 현미죽 1공기, 된장국 1/2공기, 물김치, 완숙토마토 1/2개, 부드러운 채소 (데친 브로콜리, 찐 호박 등)
넷째 날	채소현미죽 1/2공기, 된장국 1/2공기, 물김치, 완숙토마토 1/2개, 부드러운 채소, 생채소 약간
다섯째 날	아침, 점심 : 넷째 날과 똑같이 먹는다. 저녁 : 채소현미죽을 2/3공기로 늘리고, 나머지는 넷째 날과 동일하게 먹는다.
여섯째 날	아침, 점심 : 전날 저녁과 똑같이 먹는다. 저녁 : 채소현미죽을 1공기로 늘리고, 나머지는 넷째 날과 동일하게 먹는다.
일곱째 날	현미밥을 무르게 지어 1공기 정도 먹는다. 된장국과 채소를 곁들이고 견과류도 하루에 한 번 정도 섭취한다.

- 묽은 현미죽은 멸치다시물이나 채소국물을 넣어 미음 정도로 끓인다. 호두 1알 정도를 갈아 넣어도 된다.

- 된장국은 우거지나 시래기 등을 넣고 묽게 끓인다.
- 물김치는 고춧가루를 넣지 않은 것을 먹는다.
- 채소현미죽은 채소를 넣고 되직하게 끓인다.

> **회복 기간의 주의 사항**
> - 아무리 무른 음식이라도 꼭꼭 씹으며 천천히 먹는다.
> - 회복 기간에도 액상 효소를 꾸준히 마신다.
> - 생선은 일주일 후부터 먹는다.
> - 체질이 바뀌기까지는 6개월 정도의 시간이 필요하므로 효소를 꾸준히 복용한다.

암환자에게
진정 필요한 것

    이 외에도 침, 뜸, 찜질요법 등 암에 효과가 있다는 다양한 요법들이 세상에 선보이고 있다. 나는 침을 맞아보기도 했고, 뜸을 떠보기도 했다. 그러나 몸 상태가 아주 좋지 않을 때는 분명 도움이 되지만 내가 몸을 움직여서 하는 운동보다 효과적이지 않아 그만두었다. 하지만 스스로 운동을 하기 어려운 사람들은 이런 요법을 받는 것이 암을 극복하는 데 도움이 될 것이다.

    암환자가 되고 나서 어떻게 대처할 바를 몰라 혼란스러워할 때 많은 분들을 만났다. 중보기도를 하는 어떤 분은 집으로 찾아와서 자신이 기도만 하면 나을 수 있지만 하나님께서 기도하지 말라고 하셨다고 말했다. 또 다른 분은 먼저 내가 회개를 해야 한다고 말했고, 24시간 함께 생활하면서 침과 뜸으로 치료를 해주겠다고 한 사람도 있었다. 이런저런 건강보조식품이나 약이 좋다면서 선물로 주고 나서는 먹었는지 효과가 어떤지 꼭 물어보는 분도 있었다.

대부분 사랑으로 한 행동이겠지만 기억할 것은 지식이 없는 사랑도, 사랑이 없는 지식도 진정한 효과를 얻게 해주기는 어렵다는 점이다. 또 그 누구도, 어떤 조치도 환자가 주도적으로 치유를 위해 노력하는 매일의 건실한 삶을 대체할 만큼 효과가 있지는 않다.

진리가 주는 자유함 가운데 하나님께서 선사하신 생명력이 활발하게 역동하는 자유를 노략하는 어떤 것에도 미혹당하지 말아야 한다. 이런저런 것들을 잘 활용해야지, 그것의 노예가 될 정도로 매이면 오히려 생명력이 떨어질 수 있다.

part 3
독소 제거법

암환자의 몸에는 암의 증식으로 인해서 독소가 많이 발생한다. 몸을 건강하게 하려면 몸속에서 발생한 독소를 신속하게 배출해야 한다. 독소를 제거하는 방법에는 독소의 원천을 제거할 수 있도록 피의 면역 기능을 강화하는 해독법과 발생한 독소를 체외로 빠르게 배출하는 제독법이 있다.

해독법

평정심 유지로
백혈구의 전투력을 높인다

해독을 하려면 백혈구(NK세포)가 활발하게 활동하게 해야 한다. 백혈구의 전투력을 강화하기 위해서는 백혈구를 존중해주어야 한다. 잘 먹이고 독소로부터 보호해주어야 하는 것이다. 그러려면 백혈구의 지휘관인 몸의 주인이 감정을 잘 조절하고 초연하게 행동해 평정심을 유지해야 한다.

백혈구는 감정 변화에 민감해서 우리가 기쁨을 느끼거나 주위 사람들과 교감을 할 때 긍정적으로 반응한다. 우리 몸의 면역세포는 객관적으로 보아 몸의 주인이 살 만한 가치가 있는 삶을 살 때 더 활발하게 움직이는 것이다.

제독법
산소와 수분으로
몸속 독소를 배출한다

암환자가 독소를 체외로 배출하는 제독법에는 자연적인 방법과 인위적인 방법이 있다. 가장 자연스러운 독소 제거 방법은 산소 공급과 수분 섭취다.

자연적 제독법 1 _ 산소 공급

암종양이 생기는 주된 원인은 바르지 못한 식습관과 건강에 해로운 음식·음료 섭취로 인해 세포 단계에서 생기는 산소결핍증이다. 그러므로 산소를 충분히 공급해줌으로써 암종양이 증식하는 것을 억제하는 몸 상태를 만들어야 한다. 뿐만 아니라 호흡을 통해서 건강한 피가 생성되도록 하여 노폐물을 배출하는 신진대사를 원활하게 하면 독소를 배출시킬 수 있다.

산소를 효과적으로 공급하는 방법으로는 유산소운동과 복식호흡을 들 수 있다. 유산소운동 중에서 암환자에게 가장 좋은 것은 등산이나 걷기다. 등산은 몸속에 산소를 충분히 공급하고 체온을 높여주기 때문에 암환자에게 아주 좋은 운동이다.

사람은 몇 분만 숨을 쉬지 않으면 죽는다. 그만큼 호흡이 중요하다. 그러므로 좋은 공기를 많이 마셔서 폐 속에 있는 오염 물질을 내보내는 일을 잘해야 한다. 암환자는 장기간 스트레스를 받았거나 긴장된 삶을 살아왔을 가능성이 높다. 그러므로 의도적으로 충분히 숨을 내쉬고 그만큼 충분히 들이마시는 심호흡을 하려고 노력해야 한다.

암환자들 가운데는 숨을 충분히 쉬지 않고 짧은 호흡만 하는 분들이 많다. 신선한 산소가 허파꽈리 구석구석까지 들어가게 한다는 생각을 하며 복식호흡과 가슴호흡을 동시에 많이 해야 한다. 충분히 호흡하도록 하는 가장 좋은 방법은 운동이지만, 아침에 일어나서나 잠자리에 들기 전에라도 복식호흡을 크게 하는 습관을 들이는 것도 좋다.

우리 몸은 코로 호흡하기도 하지만 몸 전체의 세포를 통해서도 호흡한다. 따라서 온몸을 산소에 접촉시켜서 피부호흡이 이루어지게 하는 풍욕을 하는 것도 건강을 회복하는 데 도움이 된다.

자연적 제독법 2 _ 수분 섭취

수분은 피의 90%, 뇌의 80%, 살의 75%, 뼈의 25%, 인체 전체의 70% 정도를 차지한다. 그래서 사람은 물을 마시지 않으면 사나흘 안에 죽는다. 따라서 평생 동안 지켜야 할 물 마시는 습관을 새로이 정립해야 한다. 물 마시는 것을 잊어버렸다거나, 물맛이 없다거나, 너무 바쁘다는 핑계를 대서는 안 된다. 어떤 음료도 순수한 물을 대신할 수는 없다.

나는 하루에 최소한 2리터 이상 물을 마시려고 노력한다. 물을 마시는 양에 따라서 소변에서 나오는 거품의 양이 현격한 차이를 보이기 때문에 비교적 신경을 써서 물을 마시고 있다. 처음에는 물을 마시는 것을 별로 중요하게 생각하지 않았지만 갈수록 물을 마시는 것의 중요함을 알게 되었다. 그리고 되도록 좋은 물을 마시려고 노력한다. 요즘에는 기계로 약알카리수를 만들기도 하지만 가급적 자연에서 얻은 약알카리수를 마시라고 권하고 싶다. 신선한 과일 주스를 마실 때도 순수한 물을 곁들여 마셔야 한다. 생과일 주스를 마셨다고 해서 물 마시는 일을 소홀히 해서는 안 된다. 양질의 물을 얼마나, 어떻게 마시느냐가 인체에 미치는 영향력은 매우 크다.

● **좋은 물을 구해서 마신다**

요즘은 수돗물의 수질이 많이 좋아졌다고 광고하지만 수돗물 자체의 품질은 둘째치더라도 정수장에서 집까지 오는 배수관에 문제가 있는 경우가 많다. 정수기에도 여러 가지 종류가 있는데 요즘 높은 시장점유율을 확보하고 있는 렌탈 방식의 정수기들은 대부분 물에 아무런 영양소도 없는 증류수와 같은 물을 제공한다. 그것은 마치 현미밥이 아니라 흰밥과 같아서 보기에는 좋을지 모르지만 영양소가 없는 것이 문제다.

"안 그래도 지금 영양 과잉이 문제인데 물까지 영양소가 풍부할 필요가 있는가?"라는 반론도 있지만 물을 통해서 흡수해야 할 미량의 미네랄부터 물이 우리 몸에 끼치는 영향은 무시할 수 없다. 그러니 되도록 좋은 물을 마시도록 노력해야 한다. 그렇다고 외국에서 수입한 비싼 물을 마시라는 것이 아니다. 비교적 저렴하고 좋은 물을 찾아 음용하는 것이 좋다.

● **수시로 충분히 섭취한다**

물을 마시는 방법 또한 중요하다. 물을 연구하는 한 학자는 인간이 갈증을 느낄 때는 이미 인체가 심각한 수분 부족 상태인 것이라고 한다. 많은 현대인들이 만성적 탈수로 인한 만성적 피로감을 느끼고, 적어도 변비 환자의 50%는 탈수 현상이 원인인 것을 보면 우리 몸은 이미 수분 부족의 상태임이 분명하다. 그러므로 갈증을 느끼기 전에 수분을 충분히 섭취하는 것이 좋다. 특히 암환자는 건강을 관리하고 통증 완화하는 데 수분 섭취가 중요하다.

가능한 매시간마다 물을 습관적으로 마시되 하루에 최소한 2리터 이상을 마시도록 하라. 그러나 식사 시간에는 되도록 물을 마시지 마라. 식사 시간에 물을 마시면 소화효소가 묽어져 위장의 소화력이 떨어진다. 그러니 식전 30분, 식후 1시간 동안은 물을 마시지 않는 습관을 들이고, 그 나머지 시간에는 충분히 수분을 섭취하도록 노력하라. 그러려면 늘 물병을 가지고 다니는 것이 좋다. 집에 있을 때는 보이차 등을 꾸준히 마셔 수시로 수분을 섭취하는 것이 좋다. 수분을 충분히 섭취했는지 아닌지는 소변 색깔과 소변 볼 때 발생하는 거품의 양을 통해 점검할 수 있다. 소변 색깔이 맑고 거품이 적을수록 수분을 충분히 섭취했다는 것을 뜻한다.

티모시 브랜틀리(Timothy Brantley)가 『기적의 자연치유』에서 소개하는 물 마시는 방법은 아래와 같은데, 참고할 만하다.

- 깨끗한 물 240ml와 유기농 레몬 1/4개로 아침을 시작한다.
- 체중에 맞는 양의 물을 매일 마신다. 체중에 따른 물의 양 계산식은 다음과 같다(단위 변환과 관련된 복잡한 설명은 생략한다).

> 체중에 따른 1일 적정 물 섭취량 = [(몸무게 × 2.20) × 0.5~0.75] × 0.03
> ex) 68kg → 68 × 2.20 = 149.60 → 74.80~112.20 → 2.24~3.37리터

- 상온의 물을 마신다.
- 식사 중에는 물을 마시지 않는다. 식사 1시간 후에 다시 깨끗한 물을 마신다.
- 식사 20~30분 전 레몬과 함께 물을 한 잔 마신다. 레몬이 없더라

도 어쨌든 물을 마신다.
- 되도록 30분마다 물을 마시고 물을 마시지 않는 시간이 최대 1시간을 넘지 않도록 한다.
- 이 수칙을 매일 준수하면 만사형통이다.

강제적 제독법

충분한 산소 공급과 수분 섭취 같은 자연적 제독법 이외에 강제적 제독법으로 가장 많이 쓰이고 효능이 입증된 것이 바로 커피관장과 효소단식 혹은 효소절식이다.

커피는 입으로 들어가면 소화장애를 일으키지만 항문으로 들어가면 몸에 있는 독소를 제거하는 탁월한 효과가 있는 것으로 알려져 있다. 커피관장은 샤롯 거슨의 《거슨요법》에 자세히 소개되어 있으며, 그 기구와 방법은 인터넷으로 구할 수 있다.

효소단식은 앞에서 설명한 것처럼 효소만을 복용하면서 절식 혹은 단식을 해 몸속에 있는 숙변과 같은 노폐물을 배출하고 신진대사를 원활하게 하는 방법이다.

이 외에도 된장찜질, 황토찜질, 갯벌찜질 등으로 강제적으로 독소를 제거할 수 있다.

part 4

통증 관리

 "단련을 통해 스스로 몸을 회복하는 데 방해가 된다면 진통제도 마다하고 차라리 고통을 견디는 쪽을 택했다"고 고창순 박사는 말했다. 암환자가 신경 써야 할 것 중 하나가 통증을 잘 관리해서 삶의 질을 유지하는 것이다.
 통증을 완화하는 일반적인 방법으로는 반신욕·족욕이 있으며, 통증 부위에 열기를 주입해 통증을 가라앉히는 온열요법, 기도나 명상을 통해서 통증을 조절하는 명상요법, 통증을 느낄수록 몸을 적극적으로 움직이는 운동요법 등이 있다.
 하지만 불행하게도 통증을 관리하는 특별한 방법은 없다. 그렇다고 통증을 전혀 관리할 수 없다는 뜻은 아니다. 통증은 창조주가 우리가 몸을 더 잘 유지할 수 있도록 설정한 프로그램이다. 그러므로 통증을 긍정적으로 이해하고 접근해야 더 효과적으로 관리할 수 있다.

통증을
두려워하지 마라

　내가 암수술을 받고 나서의 일이다. 마취에서 깨어보니 무통주사가 달려 있었다. 그래서 의사에게 무통주사를 떼어달라고 했더니 의사가 "많이 아플 텐데 왜 떼려고 하세요?"라고 물으며 아직 마취에서 덜 깨었나 하는 표정으로 바라보았다. "아프면 좀 참지요, 뭐"라며 무통주사를 떼달라고 하자 "이미 계산이 다 된 것인데요" 했다. 돈 때문에 제거해달라는 줄 생각한 모양이다. "알고 있다"고 하면서 떼달라고 했더니 마지못해서 간호사에게 떼어주라고 지시했다.

　내가 무통주사를 떼달라고 한 것은 수술을 받고 나오니 소변 주머니부터 시작해서 링거주사 등 주삿바늘과 줄들이 내 몸에 주렁주렁 매달려 있었는데 그 줄들로 인해 자유가 침해당하는 것이 싫었기 때문이다. 통증 때문에 지레 겁을 먹어서 무통주사를 맞는 것도 싫었다.

무통주사를 떼고 나니 의사의 말대로 통증이 심했다. 통증 때문에 자다가 몇 번씩 깨기도 했다. 그러나 죽을 만큼 아프진 않았던 걸 보면 통증도 적극적으로 수용하겠다는 의지를 가지면 그만큼 줄어드는 것이 아닌가 하는 생각이 든다.

내가 통증을 관리하는 데는 다음과 같은 마음 자세들이 도움이 되었다.

통증을 긍정적으로 바라보아라

때로는 묵직하게, 때로는 찌르는 듯한 고통이 찾아왔다. 또 이런 고통이 언제 끝날지 알 수 없다는 것이 통증 자체보다 더 고통스럽게 느껴지기도 했다. 그러나 "고난당한 것이 내게 유익이라. 이로 말미암아 내가 주의 율례들을 배우게 되었나이다"(시119:71)라는 다윗의 고백처럼 고통이 가져다줄 유익을 생각하면서 고통을 긍정적으로 받아들이려고 노력했다. 통증은 창조주가 설계한 인간 관리의 중요한 메커니즘이기 때문이다. 통증을 느낄 수 없는 한센병 환자들을 생각해보라. 통증 자체가 물론 유쾌한 것은 아니지만 창조주가 우리 몸에 심은 프로그램이므로 피할 수 없다면 즐기는 법을 배우는 것이 지혜다.

통증을 적극적으로 관리하라

사람들은 통증 자체보다 통증에 대한 두려움으로 더 큰 고통을 받는 경우가 많다. 예수님은 고통의 공포에 굴복하지 않으시고 적극적으로 고통을 맞이하셨다. 그래서 사람들이 주는 쓴 포도주를 마시길 거부하고 십자가의 길을 가시기로 작정하셨다. 고통도 때로는 창조주의 선물이기에 고통을 회피하는 것이 아니라 적극적으로 수용하기로 작정하신 것이다.

나도 수술 직후에 무통주사를 자발적으로 제거하고 견뎌보았다. 조금 힘들긴 했지만 참을 만했다. 고통에 수동적으로 대처하는 것이 아니라 고통을 적극적으로 맞이하면서 자유를 추구해갈 때 덜 고통스럽고 더 생산적인 회복 과정을 거쳤다.

고통을 선행적으로 관리하고, 견딜 수 없을 때는 죄책감 없이 진통제나 고통 완화 요법을 활용하라

예수님은 자신이 십자가의 처절한 고통 가운데 죽어가야 한다는 사실을 직면하시고 겟세마네 동산에서 밤을 맞도록 기도하셨다. 현실에 대한 부정, 직면해야 할 일에 대한 분노, 그 현실을 회피하고 싶은 심정, 타협과 우울의 심리적 과정을 거치셨다. 마침내 "이르시되 아버지여, 만일 아버지의 뜻이거든 이 잔을 내게서 옮기시옵소서. 그러나 내 원대로 마시옵고 아버지의 원대로 되기를 원하나이다"(눅22:42)라고 수용하는 기도를 하시고 자신이 가야 할 십자가의 길로 나아가셨다. 그랬기에 "일어나라, 함께 가자 나를 팔 자가 왔느니라"고 말씀하시면서 도망을 친 것이 아니라 자신을 잡으러 온 자들을 향해 나아가셨다. 예수님은 "내가 취할 권세도 있고 버릴 권세도 있다"라고 하시면서 십자가의 죽음을 택하셨다. 그리고 사람들이 준 당시의 진통제라고 할 수 있는 쓴 포도주를 거부하고 온몸으로 고통을 직면하면서 십자가의 길을 걸어가셨다.

그러나 극한의 고통이 와서 "내가 목마르다"라고 말씀하실 때 사람들이 포도주를 주니 받아 마시셨다. 왜 주님은 처음에는 마시지 않다가 마지막에는 받아 마시셨을까?

나는 주님이 인간이 만든 진통제의 효능을 정죄하거나 부정하지 않으시고 활용하신 것이라고 생각한다. 예수님의 인내심이 한계에 도달해서라기보다 어쩌면 앞으로 고통당할 제자들을 위한 선한 배려가 아니었을까. 전혀 쉬실 필요가 없으신 하나님께서 창조 후 제7일에 몸소 쉬신 것처럼 주님께서는 고통을 다루는 모범을 보이심으로써 당신의 제자들이 따라오도록 하신 것이다.

극심한 통증이 오고 나서 다루는 것보다는 통증을 긍정적으로 받아들이고 선행적이고 적극적으로 관리해나갈 때 고통을 경감해주시는 하나님의 은혜가 우리에게 임할 것이라 생각한다. 그래서 나는 극심한 고통이 오지 않도록 평소에 선행적으로 관리하려고 노력했다. 그러나 늘 성공적인 것은 아니어서 이러다가 죽겠구나 싶은 경험을 몇 차례 하기도 했다.

나는 통증이 심해지면 우선 큰소리로 3분간 웃으려고 노력했다. 그러고는 주열기로 뜨거움이 사라질 때까지 열을 주입했다(통증이 심할수록 주열기를 댄 부분이 뜨겁다). 더불어 EFT를 하면서 상황을 수용하려고 애썼다. 그런 뒤에는 양지바른 곳에 누워서 햇빛을 받으며 치료의 광선이 임하길 기도했다. 또 더 적극적으로 발반사요법을 하고 걷고 운동을 함으로써 위기를 극복했다.

통증의 의미를 생각하라

고통을 생각하면 떠오르는 대표적인 사람이 욥이다. 욥은 하나님과 사단의 자존심 대결로 인해서 고통을 받은 사람인데, 그는 그 극심한 고통을 당하면서도 "오직 나의 가는 길을 그가 아시나니 나를 단련하신 후에 내가 정금같이 나오리라"(욥23:10)는 놀라운 고백을 했다. 또한 눈물의 선지자 예레미야는 "내 고초와 재난, 곧 쑥과 담즙을 기억하소서. 내 마음이 그것을 기억하고 내가 낙심이 되오나 이것을 내가 내 마음에 담아두었더니 그것이 오히려 나의 소망이 되었사옴은 여호와의 인자와 긍휼이 무궁하시므로 우리가 진멸되지 아니함이니다. 이것들이 아침마다 새로우니 주의 성실하심이 크시도소이다"(애3:19-23)라고 외쳤다. 극심한 민족적인 고난 때문에 처음에는 낙심했지만 그것을 창조적으로 기억하자 낙심이 소망이 되었고 하나님의 긍휼과 자비를 깨닫고 주님의 성실하심을 찬양하게 된 것이다. 그리고 다윗은 "고난당하기 전에는 내가 그릇 행하였더니 이제는 주의 말씀을 지키나이다"(시119:67)라고 고백하였다. 고난이 온전함을 가져오는 소중한 계기가 되었다는 것이다. 고통을 통해서 사람은 자신이 신이 아니라는 것을 알고 겸손해지고 온전해지기 때문이다. 고통은 불행한 것이 아니라 우리가 경험해야 할 놀라운 창조주의 섭리 중 일부라고 생각한다.

통증을 올바른 관점에서 제대로 이해하고 긍정적으로 바라보면 고통조차도 생산적이고 창조적인 역량으로 승화시킬 수 있고 고통을 감소시킬 수 있다. 인간은 고통을 싫어해 할 수만 있으면 회피하려고 한다. 그러나 하나님은 고통을 싫어하시는 것이 아니라 죄를 싫어하신다. 그래서 하나님은 사람들이 죄를 멀리하고 거룩해지도록 고통을 허락하시는 것이다.

고통은 인생에 없어서는 안 될 아주 중요한 인생의 목적을 이루는 생산적인 요소 중 하나다. 인생의 목적이 행복이라고 생각한다면 고통은 인생의 목적을 이루는 데 방해가 되는 요소일 것이다. 그러나 인생의 목적은 행복이 아니라 거룩함을 이루는 것이기에 고통과 고난은 인생의 목적을 이루는 가치 있는 요소가 된다.

암과 동행하는 10가지 원칙

나는 암과 동행하면서 10가지 원칙을 정하고 실천하려고 노력했다. 나에게 큰 도움이 된 이 원칙들이 암환우들에게도 도움이 되길 바라는 마음에서 여기에 소개한다.

원칙 1 _ 암종양을 없애기 위해 혈안이 되지 말고 건강하고 행복하게 살기 위해 노력하라

암종양이 내 생명의 독립변수가 아니다. 내게 생명을 주신 하나님이 바로 내 삶의 독립변수다. 그것을 인정하지 않는다면 하나님을 무시하는 것이다. 암종양이 내 생명을 좌우하는 것이 아니라 하나님께서 허락하신 내 몸 안에 있는 생명력이 내 생명을 좌우한다. 죽지 않는 사람은 아무도 없다. 내 몸에서 암세포가 없어지고 암이 나아도 언젠가는 죽는다. 그러므로 암을 극복하는 것은 과정이지 목표가 아니다. 목표는 건강하고 행복하여 거룩하게 사는 것이다. 그것을 위해서 육체적 건강, 사회적 건강, 정신적 건강, 영적 건강을 추구하다 보면 암은 자연히 사라질 것이다.

원칙 2 _ 암환자임을 기억하라, 그리고 잊어버려라

하루 24시간, 1년 365일 동안 자신이 암환자인 것을 한시도 잊지 않고 사는 사람들이 있다. 그런 사람이 유쾌하고 건강해지기란 쉽지 않을 것이다. 늘 암에 눌리고, 정신적으로 얽매여 살기 마련이다. 건강한 음식을 섭취하고, 먹어야 할 약을 제때 먹고, 해야 할 운동을 꾸준히 하고, 너무 무리한 활동을 하지 않는 등 암환자가 지켜야 할 생활수칙을 지키기 위해서는 자신이 암환자라는 사실을 꼭 기억해야 한다. 그러나 그 외의 시간에는 자신이 암환자라는 사실을 잊어버리고 활기차게 생활하려고 노력하라. 그렇게 할 때 암에서 더 빨리 자유로워지고, 건강을 회복할 수 있다.

나는 내가 암환자인지 아닌지 착각할 때가 많고 주위 사람들도 정말 암환자가 맞느냐고 물을 때가 있다. 가만히 있을 때 찾아오는 통증을 통해서, 거품이 가득한 소변을 볼 때 내가 암환자라는 사실을 기억할 뿐이다. 사실 나는 암환자가 아니라 암종양을 가진 사람일 뿐이라고 주장한다. 암환자는 자신이 암환자라는 사실을 기억하지 않으려고 해도 기억할 수밖에 없다. 그러므로 암환자라는 사실에 얽매여 살지 않는 것이 삶의 질과 면역력을 높이는 길이 될 것이다.

원칙 3_ 엔도르핀이 도는 일은 하고, 아드레날인이 도는 일은 하지 않는다

갑자기 암환자가 되고 나서 가장 혼란스러웠던 것 중 하나는 어떤 일은 해도 되고 어떤 일은 하지 말아야 하는가였다. 이 책 저 책 다 찾아보았지만 명확한 기준은 없는 것 같았다. 사람마다 다르고 암의 종류와 경중에 따라 다를 수 있기 때문이다.

나는 이런 판단을 내리는 데 기준이 되는 것은 '나에게 그 일이 어떤 반응을 불러일으키는가'라고 생각했다. 같은 일이라도 '누구를 위해 하는가?', '언제, 왜 하는가?'에 따라서 내가 느끼는 감정과 반응은 판이하게 다를 수 있다. 내가 좋아하는 사람을 위해서 뭔가를 할 때는 조금 힘이 들어도 스트레스가 되지 않는다.

아둘람에서 한옥식 부엌문을 가지고 식탁을 만들려고 밤늦게까지 무거운 도구를 다루며 일을 한 적이 있다. 토치 램프로 나무 표면을 태우고, 전동 브러

시로 갈아냈다. 그 와중에 숯가루가 코에 들어가서 재채기를 하고 온몸은 숯가루로 도배되었다. 하지만 그다음 날 내려올 아내에게 자랑할 생각을 하니 전혀 힘들지 않았다.

내가 책임을 져야 하는 단체에서 강의를 할 때는 많은 스트레스를 받는다. 내가 암으로 단체를 운영하는 데 소홀했기 때문에 훈련 수준이 떨어지는 것은 아닐까 하는 걱정을 하기 때문이다. 그러나 다른 단체나 교회에 가서 강의를 할 때는 활력을 되찾는다.

물론 아주 열악한 환경에서 나쁜 공기를 마시는 일을 즐긴다고 해서 그 환경이 건강에 좋은 영향을 끼칠 수는 없지만, 많은 경우 객관적인 사실 못지않게 본인이 느끼는 감정적 반응이 건강에 영향을 미친다. 어떤 일이 격려가 되고 기쁨이 되어서 엔도르핀이 온몸에 돈다면 너무 무리가 되지 않는 범위 안에서 적극적으로 하는 것이 좋다. 하지만 사소한 일이라도 본인에게 스트레스가 되는 일이라면 피하는 것이 좋다.

원칙 4 _ 신중하라, 그러나 심각해지지 마라

목숨은 하나뿐이니 암과 동행할 때는 모든 면에 신중해야 한다. 식이요법을 할 때, 약을 복용할 때, 운동을 할 때 등 해야 할 일과 하지 말아야 할 일을 신중하게 결정해야 한다. 암환자가 되고 나서도 정신력이 강한 사람들은 종종 자신의 육체가 연약해져 있다는 사실을 잊어버리고 무모한 도전을 하기도 한다. 한번은 말기암환자가 설악산을 하루 만에 종주하는 것을 보았다. 무척 걱정되었는데 그 후에 그는 세상을 떠났다. 물론 그 등산이 직접적인 사망 원인이라고 할 수는 없겠지만 그의 몸에 무리를 준 것은 확실해 보였다.

암환자는 매사에 신중을 기해야 한다. 단, 그런 신중함이 심각함이 되어서 기쁨과 마음의 활력을 잃어버리는 일이 없도록 해야 한다. 심각해지면 유연성이 떨어져 경직되고 면역력이 떨어지기 쉽다. 암환자의 얼굴은 무언가 심각하고 우수에 잠겨 있고 피곤함이 가득하기 쉽다. 그런 암환자의 얼굴에서 웃음꽃이 피어나면 생존율이 현저히 높아질 것이다. 암환자는 항상 유머 감각을 유지하고 개발하도록 노력하는 것이 좋다.

원칙 5 _ 주도적이 되고 수동적이 되지 마라

암을 고치는 것은 의사도 약물도 묘방도 아니다. 바로 암이 생기게 한 자기 자신이다. 의사도 약물도 도움이 되는 처방이나 활동도 다 잘 활용해야 하지만 그런 것들이 암 극복의 결정적인 변수는 아니다.

예전에 어떤 대체의학 세미나에 참석한 적이 있다. 그곳에서는 암을 극복하는 데 유용한 여러 가지 방법들을 가르쳐주었다. 그런데 세미나에 참석한 사람들 중 상당수가 그곳에서 배운 것을 거의 맹신적으로 실천하면서 다른 것은 할 엄두를 내지 못했다. 가르쳐준 방법을 그대로 따라 하면 나을 수 있다고 생각하는 것 같았다. 낫기 위해서 열심히 노력하는 것은 좋지만 그것의 노예가 되어서는 안 된다.

그곳 사람들이 암에서 얼마나 벗어났는지는 잘 모르겠다. 다만 확실한 것은 그렇게 사는 삶 자체가 고역일 것이라는 점이다. 우리가 어떤 것에 지나치게 매이면 활력이 떨어진다. 나도 한때 발반사요법에 매여 있었다. 일주일에 세 번 발반사요법을 받는 것을 최우선순위에 두었다. 그러다 보니 다른 것들을 할 여유가 없어져서 자연히 수동적이 되어갔다.

물론 좋은 치료를 꾸준히 받는 것은 좋은 자세다. 그러나 치료를 받는 것이 환자 자신이 주도적으로 노력하는 것보다 더 효과가 있지는 않은 것 같다.

건강에 도움이 되는 것을 꾸준히 잘해나가도록 하라. 하지만 그것들에 삶의 주도권을 빼앗기지는 마라. 적극적으로 운동하고, 좋은 식습관과 생활습관을 들이고, 자신의 몸 안에 있는 암세포를 주도적으로 다스려가는 것이 암 극복의 첩경이다.

원칙 6 _ 일희일비하지 마라

많은 암환자들이 병원에서 받은 검사 결과가 좀 좋으면 날아갈 듯 기뻐하고, 결과가 좀 나쁘면 의기소침해져서 금세 죽을 것 같은 인상을 짓는다. 이렇듯 의사의 한마디에 천당과 지옥을 오가는 환자들이 많다.

어떤 암환자들은 의사 뺨칠 정도로 전문적인 용어를 사용하고, 검사 지수에 정통해서 언제는 어떠했는데 이제는 어떠하다고 분석한다. 그들의 말을 듣다 보면 참 똑똑해 보인다. 그러나 한편으론 '그래서 어쨌단 말인가?' 하는 생각이 든다.

암과 동행하는 것은 생각보다 장기전이 되기 쉽다. 인생을 살다 보면 좋을 때도 있고 나쁠 때도 있는 것처럼 암환자의 상태 역시 좋을 때도 있고 나쁠 때도 있다. 전체적인 몸 상태가 좋지 않아서 나쁠 때도 있고, 몸이 적응해 가면서 좋아 보일 수도 있다. 검사 결과는 일정 시점의 상태를 나타내는 지표다. 그것이 앞으로 상향선을 그릴지 하향선을 그릴지는 누구도 모른다. 검사 결과에 대한 환자의 반응에 따라 바뀌는 경우도 많다. 나도 한동안은 검사 결과에 일희일비했는데 그런 삶에는 평안도 자유도 능력도 없다는 걸 알고 마음을 고쳐먹었다.

검사를 왜 하는가? 검사는 그 결과를 피드백하기 위해서 하는 것이다. 그런데 암환자가 검사 결과를 피드백할 대안이 많이 있는가? 가장 좋은 것은 검사 결과를 피드백할 것이 없게 최선을 다해서 하루하루를 사는 것이다. 암세포를 다스리고 암을 극복해가는 좋은 지도력은 검사 결과에 따라 일희일비하는 가벼운 것이 아니다. 현실을 직시하면서 진중한 권위와 견고한 평정심을 가지고 최선을 다해 생활하는 것이다.

좌절하지 않고 담담하게 생활을 해갈 때 암을 다스리기가 한결 쉽다. 그러나 이것은 쉽다면 쉽고 어렵다면 어렵다. 경제적으로 여유가 있는 분들이 이 병원 저 의사를 찾아다니며 각종 검사를 받고 다양한 의견을 들으며 더 부화뇌동하는 경향이 있다. 『성경』은 "주께서 심지가 견고한 자를 평강하고 평강하도록 지키시리니 이는 그가 주를 신뢰함이니이다"(사26:3)라고 말한다. 암 극복의 방향을 정하고 확고한 마음으로 견고히 한 걸음 한 걸음 전진해가는 것이 마음을 잡지 못해 왔다 갔다 하면서 불안해하는 것보다 훨씬 좋은 결과를 낳을 수 있다고 믿는다.

원칙 7 _ 암이 치유되길 원하는 마감 시한을 설정하지 마라

암과 동행하다 보면 마음속으로 '언제까지는 나아야 할 것인데' 하는 희망을 가지기 쉽다. 그러나 암이란 내가 원한다고 마음대로 낫는 병이 아니다. 그러니 시한을 스스로 정해서 자신을 닦달하지 마라. 그래야 암과 동행하는 시간을 낭비하지 않는다.

암종양의 크기와 전이 유무에 너무 신경 쓰지 말고 내 삶의 깨진 관계 분석표의 6가지 항목 중에서 회복해야 할 영역들을 파악해보라. 그리고 그것을 이루어가는 과정을 점검하는 것이 좋다. 그것을 계량적인 수치로 정해서 평가할 경우에는 또다시 자신을 힘들게 할 수 있으므로 조금은 여유를 두고 성취 여부를 마음으로 평가해보라. 또 암을 통해서 내가 더 업그레이드해야 할 삶의 영역과 수준을 정해보라. 그리고 그것에 입각해서 자신의 치유 정도를 점검해보라. 그렇게 하다 보면 안달이 나서 오히려 건강을 해치는 어리석음으로부터 자신을 지킬 수 있을 것이다.

원칙 8 _ 효율과 효과, 옳고 그름의 관점이 아니라 사랑의 관점에서 생각하고 행동하라

암환자 중에는 무엇이든지 옳고 그름의 관점에서 생각하고 평가하는 까다롭고 날카로운 성격을 가진 사람들이 많다. 그러다 보니 자연히 내면에 갈등이 많이 일어나고 스트레스를 자주 받는데, 나도 그런 사람 중 하나였다.

문제는 이런 삶의 방식으로 생긴 스트레스가 암을 유발하고 악화시킨다는 점이다. 어떻게 하면 스트레스를 덜 받으며 생활할 수 있을까? 그것은 효율과 효과, 옳고 그름의 관점이 아니라 사랑의 관점에서 사건과 사람, 사물을 파악하려고 노력할 때 가능해진다.

죽어가는 사람들이 후회하는 것 중 하나가 바로 충분히 사랑하지 못한 것이라고 한다. 모든 사건과 사람을 사랑을 기준으로 판단하고 대할 때는 여유가 생기고 또 내면이 평온해지고 감사하고 기뻐하는 마음이 생긴다. 그러나 그게 말처럼 쉬운 일이 아니다. 사람이 밉고 실망스러워 정죄하고 싶을 때가 많다. 그럴 때 나는 "삼가 이 작은 자 중의 하나도 업신여기지 마라. 너희에게 말하노니 그들의 천사들이 하늘에서 하늘에 계신 내 아버지의 얼굴을 항상 뵈옵느니라"(마18:10)는 말씀을 기억하려고 노력한다. 사람마다 그를 수호하는 천사가 있고 그 수호천사가 늘 하나님을 뵙고 있다는 생각을 해보라. 그리고 하나님께서 그 사람을 얼마나 사랑할지 생각해보라. "지극히 작은 자 하나에게 한 것"이 내게 한 것이라고 하신 말씀을 기억해 사랑이 아닌 다른 기준으로 행동하고 싶은 욕구를 잠재우도록 노력하라. 언제든지 어느 때든지 사랑을 선택하는 것이 암을 극복하는 삶의 방식이다.

나도 이것을 이루려 노력하고 있지만 아직 진도가 잘 나가지 않아서 암을 온전히 극복하지 못하고 있다. 하지만 암을 통해서 사랑을 이루어갈 수 있다면 엄청 수지맞는 일 아니겠는가? 인생 최고의 성취를 암을 통해서 해나가고 있다고 생각하니 암과 동행하는 것은 그렇게 빨리 끝낼 일이 아니라는 결론을 내리게 된다.

원칙 9 _ 언제든지 어느 상황이든지 다른 사람을 도우려고 노력하라

면역력을 가장 빨리 높이는 방법 중 하나가 열심히 웃는 것이다. 그리고 지속적으로 면역력을 높이는 가장 좋은 방법은 의미 있는 일을 하는 것이다. 의미 있는 일을 함으로써 내면의 기쁨과 감동을 느끼는 것이 가장 좋은 면역제다.

암환자가 되면 자꾸 자기중심적이 되고, 모든 사람들이 자기를 위해 뭔가 해주어야 한다고 생각하고, 그렇게 생각하는 것을 당연한 것처럼 여기기 쉽다. 그러나 그렇게 생각하는 것은 암을 극복하는 데 오히려 걸림돌이 될 수 있다. 암환자가 되었다는 이유로 위축되거나 자기중심적이 되어서는 안 된다. 다른 사람을 도우려고 해야 한다. 그렇게 할 때 암과 동행하는 시간이 소중해지기 시작하고, 암을 극복할 수 있는 정신적인 역량을 갖추어가게 된다.

원칙 10 _ 건강에 도움이 되는 것들을 최선을 다해서 하라, 그러나 그것의 노예가 되지는 마라

내가 통제할 수 있는 상황에서는 적극적으로 좋은 음식, 좋은 것을 선택하려고 노력하라. 하지만 그렇게 할 수 없는 상황이라면 안달 내거나 불안해하지 말고 그 상황을 받아들이고 즐겨라. 그런 여유를 가질 때 암과 동행하는 삶을 즐길 수 있다.

사람들이 식사 시간이 되면 종종 묻는다. "암환자이신데 당연히 음식을 가려 드시겠지요?" 그러면 나는 "당연하지요. 나는 맛없는 것은 안 먹습니다"라고 말해서 함께 웃곤 한다. 나는 내가 통제할 수 있을 때는 최선을 다해서 몸에 좋은 음식을 먹으려고 노력한다. 그러나 내가 통제할 수 없는 상황에서는 내가 택할 수 있는 것 중에서 몸에 좋은 음식을 택하고 감사한 마음으로 먹는다. '내가 이 음식을 먹으면 안 되는데' 하며 걱정하기보다 감사하며 먹는 것이 건강에 더 유익하다고 생각하기 때문이다.

내가 암과 동행하면서 가장 우선시하는 것은 자유다. "너희가 진리를 알지니 진리가 너희를 자유케 하리라"는 말씀을 늘 묵상한다. 진리가 주는 자유를 누릴 때 가장 인간다워지고 건강하고 행복해질 수 있으며, 가장 거룩한 삶을 살게 될 것이라고 생각한다.

음식이든, 어떤 특별한 시술이든, 어떤 특별한 장소에서의 요양이든 무엇이든지 암을 극복하는 데 도움이 되는 것을 열심히 하라. 하지만 그것이 우상이 되지는 않게 하라. 우상은 언제든지 우상을 숭배하는 자를 해치고, 또한 우상 자신도 파괴당한다. 우상이 아니라 참되신 하나님을 섬김으로써 자유를 잃지 않아야 암을 극복하기가 한결 쉬울 것이다. 또한 암에서 낫든 그렇지 못하든 상관없이 자유를 누리며 사는 것이 하나님께서 주신 우리 인생의 목적, 즉 하나님을 영화롭게 하고 그를 즐겁게 하는 삶을 이루는 길이 될 것이다.

7장

암을 통해 삶을 업그레이드하라

암을 통해서 누리고 있는 축복을 생각하라

CBS의 「새롭게 하소서」라는 프로그램에 출연해서 "암을 낭비하지 말라"고 했더니 사회자께서 무슨 뜻인지 더 자세히 설명해달라고 했다. 그 질문을 받으면서 '어려운 말도 아닌데 뭘 더 자세히 설명해야 하나' 하는 난감한 생각이 들었다. '낭비'라는 단어는 그 대상이 소중하다는 전제가 있을 때 사용하는 말이다. 암이 소중한 것이라고 생각하니까 낭비하지 말라는 것 아니겠는가!

아마도 많은 분들이 이렇게 반문할 것이다.

"암이 어떻게 소중한 대상이 될 수 있는가?"

"그 지긋지긋하고 끔찍한 암이 어떻게 선물이 될 수 있단 말인가?"

노동조합을 지긋지긋한 대상으로 생각하는 경영자들이 있다. 그들은 자신이 경영을 잘한다고 생각할지 모르지만 그런 경영자들은 대개 권위적이고 교조적이기 쉽다. 그렇기 때문에 자신의 권위에 도전하는 노동조합을 도저히 용납할 수 없는 것이다. 그러면 근로자들은 당당하게 의사를 표현하거나 관철하지 못한 채 살다가 불만이 한계에 도달하면 결국 파업에 이르게 된다. 그런데 만일 경영자가 노동조합을 경영방식이 공정해지도록 도와주는 협력자이며 회사의 근간이자 비전이라 생각해 그들의 의견을 존중하고 발언할 권리를 주고 재량권을 준다면 노동조합은 회사의 발전을 위해 의견을 모으고 발언하는 조직으로 변모하지 않겠는가. 그리고 경영자는 경영의 진정한 역량을 갖추게 될 것이다. 그래서 하나님께서도 인간에게 자유의지를 주셨고 심지어 타락할 재량권도 주신 것이 아닌가 생각해본다.

이처럼 모든 상황을 기회로 여기는 삶의 자세야말로 소중한 능력이다. "자녀의 떡을 취하여 개들에게 던짐이 마땅치 아니하다"라는 예수님의 답변에 수로보니게 여인은 "옳소이다"라고 응대했다. 상대방의 반응이나 상황을 일단 긍정하는 것이 문제 해결의 열쇠다. 탁월한 영업 사원은 고객의 불평에 "그게 아닙니다"라고 대꾸하지 않는다. "예, 그렇게 생각할 수도 있겠네요"라며 고객의 말을 긍정하려고 노력한다. "하지만 개들도 자녀의 상에서 떨어지는 부스러기를 먹고 사나이다"라는 이 한 마디 말에 예수님은 기꺼이 그 여인의 딸을 고쳐주셨다. 상황을 긍정하고 해법을 찾아 그것을 극복하는 지혜를 배우자.

암은 분명 인생의 위기임이 분명하다. 그러나 이 위기를 어떻게 받아들이느냐에 따라 더 성숙한 사람으로 성장할 수도 있고 현 상태에 머무르거나 그 이하의 삶을 살다가 세상을 떠날 수도 있다. 암에 걸린 것은 분명 고통스러운 일이지만 암을 통해서 긍정적이고 가치 있는 일을 성취할 수 있다는 기대를 품으면 암을 극복하는 과정은 더할 나위 없이 소중한 기회가 될 수 있다.

어떤 인간도 '누구든 언젠가는 죽는다'는 명제에서 예외가 될 수 없다. 그러나 그 명제를 인식하고 살아가는 지혜로운 인간은 드물다. 그러나 암환자가 되면 이 평범하지만 소중한 진리를 매일의 삶 속에서 기억하는 축복을 누리게 된다. 그리고 그만큼 그 명제가 던져주는 빛을 따라 살 수 있는 가능성도 커진다.

물론 암환자 중에는 죽는 순간까지 그저 살아남으려고 버둥대는 사람들도 있다. 물에 빠졌을 때 당황해서 허둥대면 댈수록 빨리 힘이 빠져 쉽게 익사하지만, 몸에 힘을 빼고 물에 몸을 맡기면 살아날 확률이 높아진다. 그처럼 암환자라는 사실을 온 마음으로 인정하고 깊이 받아들일 때 암 극복의 역량이 커지고 암은 인생을 업그레이드할 수 있는 소중한 기회가 된다. 한마디로 암은 더 온전한 삶, 더 지혜로운 삶, 더 건강한 삶을 살 수 있는 실마리를 제공해줄 수 있다. 오죽하면 내가 암과 동행하는 삶이 너무 좋고 행복해서 낫기가 싫을 정도라고 말하겠는가.

내가 암을 통해서 누리고 있는 축복을 열거해보면 다음과 같다.

- 멋진 전원생활을 누리게 되었다.
- 아름다운 쉼터를 마련할 수 있었다.
- 아내와 아름답고 복스러운 시간을 더 많이 보내게 되었다.
- 자녀들을 더 소중하게 생각하고, 더 많은 시간을 함께 보내게 되었다.
- 나 덕분에 온 가족이 더 건강한 식사를 하게 되었다.
  (이것들아, 아빠가 암 걸린 것이 영광인 줄 알아!)
- 요리를 더 잘하게 되었고, 혼자서도 맛있게 밥을 먹을 수 있게 되었다.
- 나 자신과 더 편해져서 곧잘 '자뻑'도 하게 되었다.
- 자연 속에서 하나님의 성품을 더 많이 배웠다.
- 고요가 주는 편안함을 누리게 되었다.
- 음악이 고프다는 것을 알게 되었고, 바로크 시대의 음악도 즐기는 여유를 가지게 되었다.
- 자연 속에 있는 모든 것에서 아름다움을 발견하고 감상할 수 있게 되었다.
- 초조해하거나 게으르게 사는 것이 아닌 성실한 삶의 방식을 배웠다.
- 더 멋진 여자와 사랑에 빠졌다. 나의 첫사랑은 '성공'이었고, 둘째 사랑은 '성취'였고, 이제 마지막 사랑인 '성숙'이와 깊은 관계를 맺게 되었다.

- 다양한 차를 스스로 만들기도 하고, 차를 마시는 즐거움을 알고 누릴 수 있게 되었다.
- 시와 수필을 쓰고 책도 출판할 수 있게 되었다.
- 사진도 즐겨 찍게 되었고 좋은 카메라도 생겼다.
- 나무를 심고 가꾸며 화초를 기르는 것도 즐기게 되었다.
- 각종 효소를 담그는 법을 배웠다.
- 포도주와 머루주를 맛있게 담그는 법도 배웠다.
- 땅속에 묻어둔 김장김치를 1년 내내 먹는 즐거움도 누리게 되었다.
- 목공을 해서 내가 직접 만든 가구들을 자랑스럽게 사용할 수 있었다.
- 많은 먹을거리를 스스로 농사 지어서 먹을 수 있게 되었다.
- 한옥의 정취를 알게 되었다.
- 아궁이에 불을 때고 구들장에 몸을 지지는 사치를 누렸다.
- 시골 마을 사람들과 수다를 떠는 법도 알게 되었다.
- 야생화를 감상할 줄 알게 되었다.
- 푸른 잔디밭에 누워 별이 쏟아지는 밤하늘을 감상하는 호사를 누릴 수 있게 되었다.
- 소박하고 정겨운 시골 교회에서 예배를 드리는 기쁨을 누리게 되었다.
- 욕망을 자제하기가 더 쉬워졌다.
- 용서하는 것이 더 쉬워졌다.
- 약한 사람들을 더 잘 이해하게 되었다.

- 아들, 딸에게 독립심이 더 생겼다.
- 다른 사람들을 의지하고 더 신뢰하는 법을 배웠다.
- 예전보다는 덜 날카롭고 더 부드럽고 화를 덜 내게 되었다.
- 할 수 있는 일과 할 수 없는 일, 집중해야 할 일과 포기해야 할 일을 분별하는 지혜를 가지게 되었다.
- 하지 않아도 될 일을 과감하게 거절할 수 있게 되었다. 또 그 일로 상대방에게 무례하다는 말을 듣지 않게 되었다. 왜냐하면 나는 말기암환자니까!
- 사람들의 사랑을 자연스럽게 받는 법, 사랑하는 법을 배웠다.
- 암을 더 잘 알게 되었고 암환자들을 도울 수 있게 되었다.
- 인생을 관조하는 법을 배웠다.
- 무엇보다 하나님을 더욱 신뢰하고, 그분이 우리 인간을 창조하신 목적에 더 부합하는 삶을 살아가게 되었다.

이외에도 암 덕분에 수많은 혜택들이 주어졌고 또 주어지고 있다.

누구나 성취를 추구하며 산다. 그 성취를 외적 성취와 내적 성취로 구분해볼 수 있다. 나는 암으로 인해서 외적 성취에는 분명히 많은 제약이 따랐다. 그러나 내면의 삶에서는 더 많은 성취를 이루고 있다고 말할 수 있다. 종합적으로 평가해볼 때 잃은 것보다 얻은 것이 훨씬 많은 것 같다. 나는 암과 동행한 결과, 삶이 더 풍성해졌을 뿐만 아니라 경쟁력도 더 생겼고, 영향력도 더 커진 것 같다. 이만하면 대박이지 않은가!

한때 "이것들아, 영광인 줄 알아~!"라는 말이 유행했다. 정말 나는 "내가 암에 걸린 것이 영광인 줄 알라"고 주변 사람들에게 농담처럼 말할 때가 있다. 또한 "하나님 뜻대로 잘살지도 못하면서 암도 못 걸린 사람들은 정말 불쌍하다"고 말하기도 한다. 그처럼 암은 내게 풍성한 삶을 가져다준 소중한 기회다.

암과 동행하는 삶을 긍정하고 기뻐하는 사람은 암으로 인해서 죽기도 쉽지 않을 것이다. 몸에서 면역세포들이 강력하게 활동할 것이기 때문이다. 세포는 몸의 주인이 가치 있는 삶을 살아갈 때 더 강력한 면역력을 발휘한다고 하지 않았는가! 그러므로 암에 걸렸다고 우울해하거나 의기소침해하지 마라. "이제부터 신나고 멋있게 인생을 신장개업해보리라"고 결심하고 실천해보라.

그동안 하지 못했던 것들을 취미로 즐겨라

그동안 시간이 나면 꼭 해보고 싶었지만 지금까지 하지 못한 것들을 시도해보라.

나는 중학생 시절 친구들에게서 기타 치는 법을 배웠다. 원래 음치인 데다 주로 혼자 기타를 치다 보니 실력이 늘지 않았다. 아니 실력이랄 것도 없었다. 그냥 혼자서 딩딩거릴 뿐이었다. 그래서 방사선 치료를 받을 때 동네 기타 학원에 등록하여 기타를 제대로 배워보려고 시도했다. 기타 연주 실력은 지금도 엉망이지만 그래도 마음먹고 있던 일을 해보아서 기뻤다.

그 외에 야생화를 가꾸고, 사진을 찍고, 도자기를 만들고, 영화 감상을 열심히 하고, 목공을 하고, 자전거를 타는 등 이런저런 취미 생활을 즐겼다.

사실 그동안 세상이 요구하는 대로 살지 않으면 죽을 것 같은 강박에 쫓겨 한 번도 제대로 쉰 적 없이 살았고, 그렇게 사는 것이 성실하고 경쟁력 있는 삶이라고 생각했다. 군대도 철저히 계획을 하고 가서 2년 만에 복학해 대부분의 동기생들보다 1년 먼저 대학을 졸업했다. 졸업하기 몇 개월 전에 취직을 하고, 한 학기 동안은 직장과 대학원을 같이 다니기도 했다. 직장에서는 경영자로 일하는 동시에 선교회의 책임을 맡아서 강북과 강남을 매일 오갔다. 결혼한 지 6개월 만에 신혼집에서 다섯 형제들과 공동 생활을 시작하며 선교회를 설립하는 등 성취 일변도의 삶을 살아왔었다. 그러나 암 덕분에 그런 삶이 주는 강박에서 벗어날 기회를 잡았고 그것을 마음껏 누리고 있다. 그렇다고 큰 문제가 생기지도 않았다.

용기를 가지고 마음껏 즐겨보라. 암환자가 열심히 일하지 않는다고 욕할 사람은 없다. 이때가 '왕찬스'가 아닌가!

당신의 몸에
보너스를 주어라

　암환자는 그동안 육체가 아니라 정신에 맞춰 살아와서 늘 몸이 혹사당했고 그 결과 암이 생겼다고 할 수 있다. 그러니 이제는 몸을 대우하면서 살아야 한다. 몸이 좋아할 만큼의 여유를 가지고 여행을 떠나는 것도 좋다. 그러나 암환자의 몸은 자신이 생각하는 것보다는 좀 약하니 여행을 가더라도 너무 무리하면 안 된다. 그래도 용기를 내서 가고 싶은 곳에 가보라. 그곳에서 배우자와 에로영화라도 한 편 찍어보라.

　나는 암에 걸리고 나서 영화를 많이 보았다. 영화관은 공기가 별로 좋지 않고 북적대서 암환자들에게 권장할 만한 곳은 아니지만 조조 시간에는 사람이 별로 없어서 자주 애용했다. 놀 때도 성실하게 놀아야 한다.

온천도 즐겼다. 사람이 적은 시간을 택해서 느긋하게 여유를 즐기고 체온도 높였다. 그리고 맛있고 몸에 좋은 음식을 먹으러 다니기도 했다. 암환자니까 물론 음식을 가려 먹어야 하지만 가끔은 자기에게 보너스를 주는 관대함이 필요하지 않겠는가.

당신의 삶을 걸작으로 업그레이드하라

과거에 할 수 없었던 것 그러나 성취하고 싶은 소중한 일들을 적어보라. 그리고 그것들을 추진해가라. 그것이 바로 당신의 삶을 걸작으로 업그레이드시키는 길이다. 자신이 가장 만족을 느끼는 일이 무엇인지 생각해보고 과감하게 그것을 선택해서 도전해보라. 당신의 내면을 춤추게 만드는 최고의 음악은 무엇인가? 그것을 암과 동행하는 삶의 음반 위에 올려놓고 들어라!

다음의 글은 내가 암과 동행을 시작한 초기에 적은 것이다. 여러분도 적어보고 실천의 의지를 다져라.

> **암과 동행하며 이루어야 할 것들**
>
> 암 수술 이후 강원도에서 요양을 하고 있다. 요양 시간이 예상보다 길어지고 있다. 무작정 요양을 하는 것이 아니라 현재 내가 처한 상황을 통해서 성취해가야 할 것에 집중하게 된다. 그런 욕구가 나를 깨웠다.
> 이 기간에 내가 성취해야 할 것은 무엇인가?
>
> - 내 안에 하나님의 거룩함을 이루는 것이고,
> - 나를 둘러싼 것들과 관계를 회복하는 것이고,
> - 연약한 자를 더 이해하고 사랑할 수 있는 긍휼의 마음을 알아가는 것이고,
> - 힘들고 지치고 병든 사람들을 위해서 쉼터를 만들고 그들을 돕는 것이다.
>
> 나는 이런 성취를 얼마나 이루었는가 하는 질문 앞에서 약간은 의기소침해진다. 그래도 긍정을 배우고 긍정의 눈빛으로 나 자신을 대해야겠다.

나는 사실 암에 걸리기 전에는 누구보다도 나 자신을 사랑하기가 힘들었다. 그래서 나 자신에게 참으로 까다롭게 굴었던 것 같다. 그리고 그에 못지않게 다른 사람들에게도 까다롭게 대했던 것 같다. 그래서 푸근한 성품에 온유하고 긍휼이 많은 사람이 되는 것을 늘 소망했다.

그러던 어느 날 기도하던 중에 청년 시절에 암송했던 『성경』 구절이 입에서 흘러나왔다. 영어로 암송했던 몇 안 되는 구절 중 하나가 입에서

흘러나왔는데 그 소리를 들으면서 스스로 놀랐고 소망을 품게 되었다(독자들의 이해를 돕기 위해 우리말로 번역해 싣는다).

> 내 영혼아 여호와를 송축하라. 내 속에 있는 것들아 다 그의 거룩한 이름을 송축하라. 내 영혼아 여호와를 송축하며 그의 모든 은택을 잊지 말지어다. 그가 네 모든 죄악을 사하시며 네 모든 병을 고치시며, 네 생명을 파멸에서 속량하시고 인자와 긍휼로 관을 씌우시며, 좋은 것으로 네 소원을 만족하게 하사 네 청춘을 독수리같이 새롭게 하시는도다.(시편103:1-5)

입에서 흘러나오는 시편을 들으며 내가 암과 동행하는 과정을 통해 하나님께서 이루실 일을 기대하게 되었다. 하나님은 내 죄악을 용서해주시고 내 암을 고쳐주실 뿐만 아니라 암으로 인해 생긴 인생의 수렁에서 건져주시고 내가 그토록 바라던 인자와 긍휼의 관을 머리에 씌워주시겠다고 하신다. 그래서 푸근한 사람, 사람을 사랑하는 사람, 약한 자를 불쌍히 여기는 사람으로 만들어주신다고 하신다. 또 암과 동행하다가 다 늙어버리는 인생이 아니라 암을 극복하고 나서도 내 인생이 청춘이 되도록 해주신다는 약속을 마음 깊이 받아들였다.

진리 체계로 영혼을
고요하고 평온하게 하라

인디언 부족 추장 시애틀(Seattle)이 1854년에 한 연설 중에 이런 내용이 있다.

"우리가 '지구는 어머니와 같다'고 우리 아이들에게 가르친 것처럼 여러분도 여러분의 아이들에게 가르치십시오. 지구에서 일어나는 모든 일은 지구의 자손에게도 일어납니다. 땅에 침을 뱉는 것은 스스로에게 침을 뱉는 것과 같습니다. 지구가 인간에게 속한 것이 아니라 인간이 지구에 속한 것입니다. 우리는 그것을 잘 알고 있습니다. 세상 만물은 한 가족을 이어주는 핏줄처럼 서로 연결되어 있습니다. 서로를 받쳐주고 있지요. 지구에서 일어나는 모든 일은 지구의 자손에게도 일어납니다."

인간은 탐욕으로 자신의 먹을거리를 파괴하고, 허영으로 자기가 살 집을 해롭게 짓고, 자기 세대를 위한 이기심으로 자기 생명까지 주고 싶을 만큼 소중한 자식들이 살아갈 지구의 환경을 파괴하며 산다. 지구를 괴멸시킬 만한 가공할 원자폭탄을 만들 능력이 있지만 그 능력을 가지고 평화를 만들어내는 데는 익숙하지 못한 '똑똑한 바보들'이다. 진정으로 건강한 삶을 살길 원한다면 우리는 먹을거리를 회복시키고, 땅을 회복시키고, 공기를 회복시키고, 집을 회복시키고, 환경을 회복시키는 일을 함께 해가야 한다. 이런 거시적인 노력을 통해서 우리 자신만이 아니라 사랑하는 가족을 지키고 인류를 지켜야 할 것이다. 하나님께서 주신 유업을 잘 관리해 "착하고 충성된 종아 네가 잘하였도다"라는 칭찬을 받는 인생의 결실을 맺도록 하자.

나는 암과 동행하면서 『시편』을 묵상하곤 한다. 그중 즐겨 묵상하는 편이 바로 131편이다. "여호와여, 내 마음이 교만하지 아니하고 내 눈이 오만하지 아니하오며 내가 큰일과 감당하지 못할 놀라운 일을 하려고 힘쓰지 아니하나이다. 실로 내가 내 영혼으로 고요하고 평온하게 하기를 젖 뗀 아이가 그의 어머니 품에 있음 같게 하였나니 내 영혼이 젖 뗀 아이와 같도다. 이스라엘아 지금부터 영원까지 여호와를 바랄지어다."(시편131:1-3)

암환자가 가져야 할 첫 번째 마음 상태는 '감당하지 못할 일을 하려고 하는 지나친 성취주의와 완벽주의를 내려놓고 어머니 품에 있는 젖 뗀 아이와 같이 자신의 영혼을 고요하고 평온하게 하는 것'이다. 즉 마음의 평정을 잃지 않도록 자신의 심령을 잘 관리하는 것이다.

이것이 아무것도 하지 않는 것을 의미하는 것은 아니다. 이런 마음가짐을 가진 사람은 영원까지 여호와를 바란다. 자신을 바라고 자신을 신으로 섬기며 사는 것이 아니라 하나님이 전부라는 사실을 인정하고 그를 바라고 그를 의지하여 행할 용기를 가지고 살아가는 것이다. 그런 자는 좌절하지 않고 "주께서 나의 등불을 켜심이여, 여호와 내 하나님이 내 흑암을 밝히시리이다. 내가 주를 의뢰하고 적군을 향해 달리며 내 하나님을 의지하고 담을 뛰어넘나이다. 하나님의 도는 완전하고 여호와의 말씀은 순수하니 그는 자기에게 피하는 모든 자의 방패시로다"(시편18:28-30)라는 다윗의 고백을 자신의 고백으로 삼고 용기를 내어 암이라는 장애를 뛰어넘는다. 또한 "진리를 알지니 진리가 너희를 자유케 하리라"(요8:32)는 말씀처럼 암의 세계에서도 진리를 알아가려는 노력을 경주하며 암환자의 상황에서도 하나님께 최고의 가치를 돌려드리는 것이 무엇인지를 생각하고 추구하게 된다.

사실 나는 지금, 나를 부르신 곳인 말기암의 상태에서 하나님을 예배하고 암의 세계에서 최고의 가치를 하나님께 돌려드리기 위해서 이 글을 쓰고 있다. 그리하여 하나님께서 임재하시고 하나님의 통치가 암의 세계에서도 실현되길 기도드린다. 그 결과로서 진리가 주는 자유를 온전히 경험하는 복된 삶, 풍성한 삶을 누리게 될 것을 믿는다.

우리 모두가 살아남기 위해서 발버둥치는 것을 넘어 암을 진리의 체계로 다스리고 암을 통해서 삶을 업그레이드해서 우리의 삶에 열매가 가득하여 하나님의 영광과 찬송이 되도록 해야겠다.

"내가 기도하노라. 너희 사랑을 지식과 모든 총명으로 점점 더 풍성하게 하사 너희로 지극히 선한 것을 분별하며, 또 진실하여 허물없이 그리스도의 날까지 이르고 예수 그리스도로 말미암아 의의 열매가 가득하여 하나님의 영광과 찬송이 되기를 원하노라"(빌1:9-11)

이야기를 마치며

지금이 삶을 갱생할 수 있는 중요한 순간이다

내가 요양하는 집 '아둘람' 부근에는 송지호가 있다. 그곳에 있는 철새 관망대에 올라간 적이 있었다. 그곳에는 다양한 새들의 박제와 새들에 대한 설명들이 있다. 그중에서 솔개에 대한 소개글이 인상적이었다.

솔개는 최고 70~80세까지 살 수 있는데 그 나이까지 장수하려면 40세 정도가 됐을 때 아주 중요한 결심을 해야 한다고 한다. 그때쯤이면 발톱은 노화하여 사냥감을 효과적으로 잡아챌 수 없게 되고, 부리도 길게 자라고 구부러져 가슴에 닿을 정도가 되며, 깃털 또한 짙고 두껍게 자라 날개가 무거워져 하늘로 날아오르기가 나날이 힘들어진다고 한다.

이쯤 되면 솔개도 중대한 선택을 해야 한다. '이제 사냥을 멈추고 죽은 동물만 찾아 먹으면서 죽을 날을 기다릴 것인가, 아니면 약 반년이 걸리는 매우 고통스런 갱생을 위한 수행을 할 것인가'를 선택하는 것이다.

갱생의 길을 선택한 솔개는 산 정상 부근으로 날아올라 그곳에 둥지를 틀고 머물며 고통스러운 수행을 시작한다고 한다. 먼저 부리로 바위를 쪼아 노화된 부리가 깨지고 빠지게 만든다. 그리고 나서 서서히 새 부리가 돋아나길 기다린다. 그런 후 부리가 새로 돋으면 그 부리로 낡은 발톱을 하나씩 뽑아낸다고 한다. 그런 뒤에 새 발톱이 돋아나면 이번에는 날개의 깃털을 하나하나 뽑아낸다. 그리고 약 반년을 기다린다. 그러면 그에게는 새 깃털이 돋아나 완전히 새로운 모습으로 변신하게 되니, 다시 힘차게 하늘로 날아올라 새로운 30~40년의 수명을 더 누리게 된다는 것이다.

솔개에 대한 소개글을 보면서 '암과 동행하는 시간을 통해 나도 솔개의 갱생과 같은 삶의 변화를 이루었으면' 하는 강한 바람을 가지게 되었다. 그것을 위해 암과 싸우는 투병 생활을 하면서 고통스럽게 삶을 연장할 것인지, 아니면 암과 동행하는 시간을 사랑하고 암종양을 친화적으로 다루는 치병 생활을 함으로써 삶을 업그레이드할 것인지가 관건이라는 생각이 들었다.

선택에 대한 고민은 심각했지만 길진 않았다. 언젠가 한 번은 죽어야 하는 인생인데 단순한 생명 연장은 나에게 큰 의미도 없었고, 매력적으로 느껴지지도 않았다. 그보다 솔개처럼 내 삶이 새롭게 비상하는 시간으로 암 극복의 시간을 사용해야 하겠다는 결심을 했다.

그 후로 나는 입바른 말 잘하고 비판하길 좋아하는 낡은 부리를 뽑아내고 칭찬과 격려의 말, 감사의 말을 할 줄 아는 새로운 부리를 가지길 노력한다.

성취를 위해 노력한다는 명목으로 다른 사람을 할퀴고 나 자신을 할퀴던 낡은 발톱을 버리고 사랑과 긍휼과 은혜의 발톱, 사람들을 품어내는 발톱으로 새롭게 되길 노력한다.

해묵은 상처로 얼룩진 깃털, 낡은 습관과 형식에 갇힌 깃털, 자기의 (義)라는 무거운 깃털을 하나하나 뽑아내고 용서의 깃털, 끊임없는 자기 혁신의 깃털, 자아를 온전히 부인하고 오직 하나님의 영광만을 구하는 새 깃털을 가지길 노력한다.

솔개는 6개월이면 자기 갱생을 마친다고 했다. 나도 성공적으로 자기 갱생을 마치고 새롭게 비상할 수 있길 소망한다. 비록 아직 암종양이 내 몸에 있음에도 불구하고 암에 걸리기 이전보다 행복하고 풍성한 삶을 살고 있다. 독자 여러분들도 암을 여유롭게 극복하는 은혜를 누렸으면 좋겠다. 아니 암과 동행하는 모든 시간이 소중하고 충만한 기쁨과 감사가 넘치는 생산적인 시간이 되었으면 좋겠다.

2012년 4월 *신갈렙*

부록

- 암환자가 섭취하면 좋은 식품들
- 암 극복에 도움이 되는 추천도서

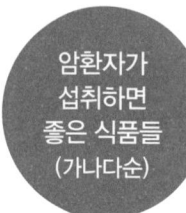

탄수화물 : 곡류 및 전분류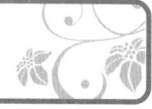

●● 고구마
베타카로틴과 글루타티온 성분이 있어 항암과 항산화에 도움이 되며 비타민 $B_1 \cdot B_2 \cdot E$가 많이 함유되어 있다. 고구마에 있는 비타민C는 전분질에 싸여 있어 익혀도 많이 손실되지 않는다. 몸에 좋은 성분들이 껍질 쪽에 많이 있으므로 깨끗이 씻어 껍질째 먹는 것이 좋다.

●● 귀리(오트)
강력한 항산화 작용을 한다. 장에서 발암물질의 흡수를 막아주며 발암물질을 배출시킨다. 오트밀 가루를 통밀 가루와 함께 빵이나 과자를 만들 때 사용하면 좋다.

●● 보리
식이섬유가 풍부해 콜레스테롤 감소와 변비 해소에 도움이 되며 페놀, 비타민 $B_1 \cdot B_2$등과 암 예방 효과가 있는 셀레늄이 들어 있다.

●● 수수
카로티노이드가 산화를 방지하며 타닌과 페놀 성분이 있어 암 발생을 억제한다.

●● 율무
고혈압 예방, 혈당 저하에 도움이 되며 항암 효능, 이뇨 작용, 진통·소염 효과, 여드름·기미·주근깨·물사마귀 등의 피부질환을 치료하는 효과가 있다.

● ● **현미**

현미는 백미보다 미네랄과 식이섬유가 풍부해 암뿐만 아니라 당뇨병이나 간질환 예방에도 효과적이다. 특히 비타민B군과 비타민E가 풍부하며, 콜레스테롤과 중성지방을 감소시키는 개버딘이나 세포의 산화를 방지하는 피틴산, 체내에 쌓인 중금속을 제거하는 베타시스테롤 등이 있다.
개버딘은 현미를 2~3시간 불려 밥을 하면 양이 더 늘어난다.

● ● **흑미**

안토시아닌 색소가 검은콩보다 많아 항암 작용과 노화 방지에 도움이 되며, 셀레늄 등의 미네랄이 풍부하다.

단백질 : 육류, 생선류, 콩류

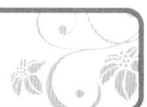

● ● **된장, 청국장**

콩에 함유된 제니스틴이 된장으로 발효되는 과정에서 제니스테인으로 전환되는데, 제니스테인은 암세포가 성장하는 과정을 차단하고 암세포의 자살(apotosis)과 분화를 유도한다. 콩이 발효되는 과정에서 생긴 풍부한 유산균은 대장의 활동을 활발하게 해준다.
발효가 잘된 청국장의 끈끈한 점액질은 바실러스균이 증식하며 만든 것인데 이러한 유익균이 증식하면서 단백질 분해효소나 섬유질 분해효소가 생성되며 항암 물질, 항산화 물질, 면역 증강 물질이 생성된다.
발효 식품이므로 생으로 먹는 것이 좋으며, 국이나 찌개로 먹을 때는 국물이 끓은 후에 풀어 넣어서 영양 손실을 줄이는 것이 좋다. 염분을 과다 섭취하지 않도록 주의해야 한다.

● ● **두부**

콩으로 먹을 때보다 소화흡수율이 높다(삶은 콩 65%, 두부 95%). 두부 1/2컵에 약 40mg의 이소플라본이 들어 있다. 두부는 체내 요오드 성분을 배출시킬 수 있으므로 요오드가 풍부한 해조류와 함께 먹는 것이 좋다.

●● 등 푸른 생선

고등어·정어리·연어 등의 등 푸른 생선에는 양질의 단백질 및 각종 비타민이 있고 오메가3지방산(EPA, DHA)이 풍부하다. 그러나 자반고등어는 염도가 지나치게 높고 지방이 산패될 수 있으므로 주의해서 섭취해야 한다.

●● 육류

붉은 육류(쇠고기·돼지고기 등)는 불꽃에 닿았을 때 헤테로사이클릭아민류와 질소화합물 같은 발암성 물질이 생성되므로 가급적 피하고, 꼭 먹고 싶다면 수육의 형태로 먹거나 닭고기·오리고기 등 육질이 하얀 것을 선택하는 것이 좋다. 자연 방사 등의 친환경 조건에서 사육한 고기를 권장한다.

●● 콩

곡류지만 단백질이 풍부하며 인체에 필요한 필수아미노산과 미네랄, 비타민이 풍부하게 들어 있다. 대두, 검은콩, 서리태, 서목태는 항암 효과가 뛰어나다. 이소플라본과 제니스틴 성분이 유방암 발병률을 낮추며, 전립선암 예방에도 도움이 된다. 사포닌(활성산소 제거 작용), 트립신 저해제(암세포 증식을 억제하고 인슐린 분비를 촉진), 피틴산, 페놀 성분 등이 들어 있다. 검은콩에 든 이소플라본은 생체 이용률이 높다.

지방 : 식용유, 견과류

지방은 효과적인 에너지 공급원으로, 지용성비타민의 흡수를 돕고 몸에서는 만들어지지 않는 필수지방산을 제공한다. 동물성기름은 거의 포화지방산이지만 식물성기름과 생선 기름은 대부분 불포화지방산이며, 필수지방산인 리놀레산이나 리놀렌산은 모두 불포화지방산이다. 팜유와 코코넛유는 식물성이지만 포화도가 높으므로 사용하지 않는 것이 좋다. 콩기름에는 트랜스지방이 20% 이상 함유되어 있으므로 먹지 않는 것이 좋다.

●● 견과류

호두, 잣, 땅콩, 아몬드 등의 견과류에는 비타민E와 베타카로틴, 레시틴 등이 풍부해 암 예방과 치매 예방에 좋다. 땅콩 속껍질에 들어 있는 폴리페놀 성분은 떫은맛을 내지만 강력한 항산화 작용을 하며, 은행의 징코라이드 성분은 살균 효과가 있다. 견과류의 지방산이 산화되거나 곰팡이가 생기면 암을 유발할 수 있으므로 보관 시 유의해야 한다.

●● 들기름

들깨의 주성분은 리놀렌산, 리놀레산, 올레산인데 리놀렌산이 50% 이상으로 암세포 증식을 억제하는 등의 효과가 있다. 들기름은 빨리 산패되므로 냉장고에 보관하는 것이 좋다.

●● 아마씨유

알파리놀렌산이 많이 들어 있어 면역 기능을 증진하고 암세포를 억제한다. 산패되기 쉬우므로 적은 양을 사서 냉장고에 보관하고 빨리 먹는 것이 좋다.

●● 올리브유

올레인산이 LDL 생성을 억제하고 HDL 생성을 돕는 작용을 하여 심혈관질환 예방에 좋고 베타카로틴이 암 예방에 도움을 준다. 비타민과 여러 효소를 다양하게 함유하고 있다. 발열점이 낮아 높은 온도로 조리하면 산화될 수 있으므로 튀김 등에는 사용하지 않고, 샐러드소스에 넣는 등 가열하지 않고 먹는 것이 좋다. 열처리 과정을 거치지 않고 압축하여 짠 엑스트라 버진을 사용하는 것이 좋다.

●● 참기름

비타민E와 세사민, 세사미놀이 풍부해 강력한 항산화 작용을 한다. 조리 시에는 불을 끈 후 넣어 산패를 방지한다. 통깨를 빻아서 사용하거나 참기름으로 먹는 것이 흡수율이 높다.

● ● **포도씨유**

발열점이 높아 음식이 쉽게 타지 않고 음식에 흡수되는 양도 적어 튀김, 볶음, 샐러드용으로 다양하게 사용할 수 있다. LDL(저밀도 지방단백질. 흔히 '나쁜 콜레스테롤'이라고 한다) 생성을 억제하고 HDL(고밀도 지방단백질. 흔히 '좋은 콜레스테롤'이라고 한다) 생성을 증가시키며 비타민E가 풍부하다.

비타민, 무기질, 식이섬유 : 채소 및 과일류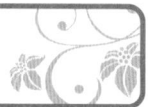

5가지 빛깔의 과일과 채소를 매일 섭취하면 좋다. 빨간색(토마토・수박・딸기 등), 주황색(당근・감・오렌지・귤 등), 흰색(양파・무・배・버섯 등), 초록색(시금치・근대・아욱・깻잎・브로콜리・양배추 등), 검푸른색(포도・가지・블루베리 등) 등 색깔 있는 식품은 여러 만성질환을 비롯하여 특히 암을 예방하는 데 탁월한 효과가 있다.

● ● **가지**

알칼로이드, 페놀 화합물, 클로로필, 식이섬유 등을 함유하고 있다. 안토시아닌은 항암 작용에 중요한 역할을 한다. 가지는 발암물질인 벤조피렌, 아플라톡신, 또는 탄 음식에서 나오는 물질 등을 억제하는 효과가 매우 크다.

● ● **감귤류**

오렌지, 레몬, 귤, 유자 등의 감귤류에는 항산화 물질이 풍부하다. 상큼하고 약간 쓴맛이 나는 터핀류가 항암 효과를 내고 발암 물질을 해독한다. 오렌지 등의 껍질에 많이 있는 헤스퍼레틴은 비타민C의 항암 작용을 높여준다. 겉껍질 안쪽에 있는 속껍질도 함께 먹는 것이 좋다. 유기농으로 재배한 귤, 레몬의 껍질은 차로 끓여 먹어도 좋다. 하루에 레몬 1/2개, 귤은 3개 정도 섭취하면 된다.

● ● **고추**

매운맛을 내는 캡사이신 성분이 항산화 작용, 염증 억제 작용을 해 산화로 인한 체내 조직의 손상을 막고 종양의 촉진이나 진행을 막음으로써 암을 예방한다.

●● 곰취

산나물은 무기질, 비타민, 섬유소, 필수아미노산 등을 두루 함유하고 있다. 곰취는 칼슘과 칼륨이 많아 산성 체질을 개선하고 노화를 방지해주고 피로를 회복시키며 모든 장기의 기능을 강화하고 정상화시켜준다.

●● 당근

베타카로틴, 알파카로틴, 클로로필, 터핀, 스테롤, 비타민A · C · E, 식이섬유 등의 성분이 있으며 베타카로틴 함량이 매우 높다. 베타카로틴은 기름과 함께 조리하면 흡수율이 60~70%로 높아진다. 또 껍질 부분에 많으므로 껍질을 벗겨내지 않고 조리하며, 주스로 마실 때는 올리브유를 한 방울 넣어 먹는 것이 좋다. 알파카로틴도 항암 효과가 뛰어나며, 특히 폐암 예방에 효과가 있다.

●● 도라지

주성분은 사포닌이다. 진정, 해열, 진통, 혈당 강하, 콜레스테롤 대사 개선, 항암 작용 및 위산 분비 억제 효과가 있다. 암세포의 소멸을 돕는다.

●● 딸기류

블랙베리, 딸기, 블루베리는 과산화수소라디칼, 수산기라디칼 등을 제거하는 능력이 뛰어나다. 특히 블랙베리가 가장 뛰어나며 딸기가 그다음이다. 복분자 역시 항암 및 건강 증진에 도움이 된다.
꼭지는 씻은 후에 떼어내야 비타민 손실이 줄어든다. 딸기 5개면 하루에 필요한 비타민C를 대부분 섭취할 수 있다.

●● 마늘

알리신, 설파이드, 셀레늄, 게르마늄 등을 함유하고 있다. 알리신은 정상 세포의 변이를 막아 암세포의 발생을 억제한다. 게르마늄은 피로 회복과 암세포 증식을 억제하는 효과가 뛰어나다. 다양한 비타민과 미네랄이 고루 들어 있어 다양한 약리작용을 한다. 마늘 껍질을 깐 뒤 10분 정도 두면 알리네이즈 효소가 활성화되어 알리신과 설파이드 성분이 많이 생성된다. 생으로 먹거나 조리거나 볶아 먹어도 효능은 같다. 매일 서너 쪽씩 섭취하면 좋다.

●● 멜론

멜론의 향 성분인 터핀이 발암물질을 무독화하는 작용을 한다. 알칼로이드도 암 억제 효과가 있다. 베타카로틴은 강력한 항산화 작용을 한다. 머스크멜론의 항암 효과가 가장 뛰어나다.

●● 미나리

플라보노이드(케르세틴·캠퍼롤) 성분이 체내 세포가 산화하는 것을 예방한다. 알칼리성 식품으로 항산화 기능이 있으며 혈액의 산성화를 막아주기도 한다. 끓인 소금물에 데친 후 섭취하면 암 예방에 훨씬 좋다.

●● 바나나

베타카로틴, 비타민C·E, 칼륨, 종양괴사인자 활성물질 등이 함유되어 있다. 백혈구를 증식시켜 각종 세균이나 이물질을 없애주는 역할을 한다. 칼륨은 혈관 벽에 활성산소가 발생하는 것을 억제한다. 검은 반점이 있는 바나나가 덜 익은 것보다 면역세포를 증가시키는 힘이 7~8배 정도 뛰어나다. 바나나를 벗기면 보이는 섬유질도 먹는 것이 좋다.

●● 배

장내 독소와 배설물뿐만 아니라 발암 물질도 신속히 배출하는 역할을 한다. 하루 섭취량은 1/4~1/2개 정도가 적당하다.

●● 버섯류

베타글루칸(글루코스), 틴닌, 레소르시놀, 케르세틴 등의 성분을 함유하고 있다. 베타글루칸은 곰팡이나 효모, 세균 등의 표면에 많이 있는 다당체이며 면역세포와 강하게 결합하여 항암 효과를 높여준다. 혈중 콜레스테롤 수치를 억제시켜 동맥경화 예방에 도움을 준다. 베타글루칸 및 키틴질은 종류에 관계없이 풍부하게 함유되어 있다. 글루코스나 D-프랑크션(말굽버섯에 함유)은 수용성이므로 버섯을 불린 물도 조리에 이용하는 것이 좋다. 아가리쿠스, 상황버섯, 동충하초, 차가버섯이 항암 작용이 뛰어나다.

●● 부추

유황 화합물, 베타카로틴, 셀레늄 등을 함유하고 있다. 위암, 대장암, 유방암, 간암 세포의 성장을 억제한다. 다른 음식과 함께 어우러져 음식의 항암 효과를 높이는 역할도 한다.

●● 사과

사과 껍질에 많은 케르세틴은 항산화 작용을 돕고 항바이러스, 항염, 항균 작용을 한다. 과육에 풍부한 펙틴은 장을 깨끗하게 하며 장 점막을 자극해 대장암을 유발하는 유해한 균들을 해독한다. 식이섬유, 베타카로틴, 비타민C · E 등이 들어 있으며 하루에 1~2개 정도 섭취하면 좋다.

●● 생강

6-진저롤과 쇼가올은 생강의 매운맛과 향을 내는 주성분이면서 항암, 항산화 작용을 한다. 터핀과 페놀 등에도 항산화 성분이 있다. 차로 즐기거나 다른 음식과 함께 섭취하면 좋다.

●● 시금치

엽산, 엽록소, 카로티노이드, 베타카로틴이 풍부하다. 엽산은 DNA 복구 능력을 유지해주며 글루타티온은 손상된 DNA를 복구해준다. 비타민B_{12}(적혈구 생산에 관여)가 풍부한 굴, 조개, 등 푸른 생선과 함께 섭취하면 엽산의 항암 효과가 증대된다. 오래 끓일 경우 베타카로틴이 물에 유출되고 비타민C와 엽산이 파괴되므로 신선한 샐러드나 나물로 먹는 것이 좋다.

●● 신선초

황색 색소 물질인 칼콘과 트리테르페노이드가 암 발생 촉진 인자를 억제한다. 쿠마린 성분은 혈관 벽에 암세포가 발생하는 것을 막아준다.

●● 십자화과 채소

싹이 작은 십자가 모양으로 난다 해서 붙은 이름이며 브로콜리, 케일, 배추, 양배추, 순무, 무, 콜리플라워, 고추냉이 등이 십자화과 채소에 포함된다. 십자화과 채소에 있는 미로시네이스라는 효소는 체내에서 설포라판으로 가수분해되어 암세포의 진행 과정을 차단한다. 설포라판은 유방암의 세포 증식을 막고 폐암 및 대장암 예방에도 뛰어난 효과가 있다.

- 브로콜리 : 설포라판, 비타민C, 엽록소 등의 성분이 있다. 새싹에 설포라판 성분이 더 많이 함유되어 있다. 줄기에 영양가가 더 많다. 양파와 함께 조리하면 항암 효과를 높일 수 있고, 생으로 먹어도 좋고 볶거나 삶아도 영양 손실이 적다.
- 배추와 콜리플라워 : 글루코시놀레이트와 식이섬유를 많이 함유하고 있다. 콜리플라워는 꽃봉오리 부분보다는 줄기에 더 많은 영양분이 있다.
- 양배추 : 이소티오시아네이트(ITC), 인산염, 엽록소, 셀레늄, 베타카로틴, 비타민C 등의 성분이 있으며 ITC는 발암 과정의 전 단계에 걸쳐 암을 예방하는 효과가 있다. 열을 적게 가해 요리하는 것이 좋다. 바깥쪽의 녹색잎과 가운데 심지 부분에 가장 영양이 많다.
- 무 : ITC, 섬유질, 칼슘, 인, 비타민$B_1 \cdot B_2 \cdot C$ 등의 성분이 있다. 발암물질의 독성을 없애는 작용을 하며 식도암, 대장암, 간암, 폐암 예방에 좋다. 생으로 먹는 것이 좋으며, 줄기가 뿌리보다 암 예방 효과가 더 높다.

●● 쑥

요모긴 성분은 암세포의 자살을 유도하며, 독특한 향기를 내는 시네올은 섭취 시 소화액 분비를 촉진해 위장을 보호하고, 유파틸린은 위벽 보호 기능과 위암 발생을 예방하는 기능을 한다. 신경독성물질(튜존)이 있어 술에 담가 복용하면 간 손상을 유발할 수 있다.

●● 양파

알릴프로피온이라는 유황 화합물이 해독 효소를 활성화하고 활성산소를 제거하는 항산화 작용을 돕는다. 비타민C · E, 베타카로틴, 케르세틴 등이 함유되어 있다. 발암 억제 효과가 있는 케르세틴은 껍질 부분에 많다. 하루에 보통 크기의 양파 1/2개 정도를 섭취하면 효과를 볼 수 있다.

●● 키위

비타민C, 폴리페놀, 식이섬유, 베타카로틴, 악티니딘 등이 들어 있다. 개당 70~

80mg 정도의 비타민C가 있으며, 악티니딘은 육류 단백질을 분해한다. 변비 예방에 좋다. 잘 익은 것이 영양도 좋다.

●● 토마토

붉은색 색소인 라이코펜은 강력한 항산화물질로 베타카로틴보다 발암 억제 효과가 뛰어나며 전립선암, 위암, 췌장암, 폐암 예방에 효과적이다. 완숙 토마토에 더 풍부한데, 하루 2개 정도 먹으면 필요한 양을 섭취할 수 있다. 라이코펜은 열에 강하므로 가열해서 조리해도 무방하다. 비타민C와 루틴은 혈압을 내려주고 콜레스테롤을 낮추는 작용을 한다.

●● 포도, 머루

껍질과 씨에 들어 있는 레스베라트롤은 암이 진행하는 전 과정에 작용하여 암을 억제하기 때문에 껍질과 씨를 함께 먹는 것이 좋다. 항산화, 항곰팡이, 항박테리아, 항관절염, 항알레르기 효과가 있다.

건포도에 있는 이눌린은 포도를 말리는 과정에서 생기는데 장내 유산균에 도움이 된다. 적포도주는 레스베라트롤이 껍질과 씨에서 충분히 추출될 만큼 발효 기간이 길고 몸에 빨리 흡수되기에 암(유방암 · 결장암 · 식도암 등) 발병을 억제하고 심장질환 예방에 도움이 된다. 머루는 일반 포도보다 항암 효과가 훨씬 뛰어나다.

●● 피망, 파프리카

비타민A · B_1 · B_2 · C · D · P(비타민C의 산화를 막아준다) 등이 풍부하다. 오렌지색 피망은 녹색 피망에 비해 베타카로틴이 상당히 많고, 비타민C도 2~3배 많다. 클로로필은 녹색 피망에 가장 많다. 콜레스테롤 수치를 낮춰주고 암과 비염을 예방하는 데 효과적이다.

●● 해조류

식이섬유, 양질의 단백질, 비타민C · E, 베타카로틴, 후코이단 등을 함유하고 있다. 후코이단은 암세포의 자살을 유도하여 악성 세포를 없애고 상처 난 조직을 재생시켜준다. 매일 먹는 것이 좋다.

- 다시마 : 푸코이단이 뛰어난 항암 작용을 하고, 알긴산은 대장암 예방에도 효과적이다. 그러나 한 번에 너무 많이 먹으면 소화가 잘 안 될 수 있으니 조금씩 천천히 먹고, 칼슘·철과 같은 필수영양소의 흡수를 다소 저하시킬 수 있으니 주의한다. 물에 끓이면 알긴산이 빠져나가므로 국물을 낼 때는 물에 담가 우려내는 정도로 한다.
- 미역 : 많은 양을 먹지 않아도 효과를 볼 수 있다.
- 김 : 포르피란 성분이 항암 작용을 한다. 기름이나 소금을 첨가하지 말고 그냥 굽는 것이 좋다.

●● **호박**

베타카로틴과 알파카로틴은 면역력을 증강시키고 눈과 피부 건강에 좋다. 열매와 잎, 씨 모두에 영양이 풍부하다. 지용성이므로 조리할 때 기름을 넣어 흡수율을 높이는 것이 좋다.

유제품

●● **요구르트**

요구르트의 유산균은 발암 물질이 활성화되는 것을 억제하고 세포의 돌연변이를 막는다. 칼슘도 풍부하며 흡수율이 50% 정도로 멸치(38%)보다 높다. 단, 시판되는 제품에는 첨가물이 많이 들어 있으므로 주의가 필요하다.

기타

●● **강황(울금)**

뿌리에 커큐미노이드라는 노란색의 폴리페놀 색소 화합물이 있는데 주성분이 커큐민이다. 이는 암세포 성장을 돕는 인자를 억제한다. 알츠하이머의 원인이 되는 뇌세포 파괴 단백질이 축적되는 것을 막아준다. 대장암 예방과 치료에 효과적이지만 위궤양이 있다면 지나치게 섭취하지 않는 것이 좋다.

카레와 겨자를 통해 섭취할 수 있다. 시판되는 인스턴트 카레보다 카레 가루나 터메릭 가루를 사용하여 조리하면 더 많은 커큐민을 섭취할 수 있다.

●● 녹차

떫은맛을 내는 폴리페놀의 일종인 카테킨이 암세포의 자연 사멸을 유도한다. 차로 마셔도 좋고 녹차 가루를 각종 음식에 넣어 먹어도 좋다. 폐암, 유방암, 전립선암, 위암, 피부암 등을 예방하는 효과가 있다. 중금속을 해독·배출하는 작용도 한다. 카테킨, 타닌, 베타카로틴, 비타민D·E, 클로로필, 식이섬유 등이 함유되어 있다.

●● 인삼, 홍삼

사포닌, 폴리아세틸렌, 산성 다당체 등이 암세포 증식을 억제하고 면역 기능을 증진하는 효과를 나타낸다. 빈혈 예방, 혈액순환에 좋다. 인삼을 먹으면 혈압이 높아질 수 있으므로 혈압이 높은 사람은 먹지 않는 것이 좋다.

다양하게 조리할 수 있으나 효능에는 별 차이가 없다. 비금속 용기(도자기·스테인리스·유리탕기)를 이용해 조리하는 것이 좋다. 홍삼은 헬리코박터균을 제거하는 데 효과적이다.

●● 허브

로즈메리, 민트, 오레가노, 타임, 바질 등의 허브에는 다양한 항산화 물질과 항암 성분이 들어 있다. 말려서 혹은 생으로 차를 만들어 마시거나, 요리에 다양하게 사용할 수 있다.

암 극복에 도움이 되는 추천도서

『거슨요법』 샬럿 거슨 외 1인, 치유와 창조
암을 극복하려면 얼마나 철저하게 자기를 관리해야 하는지를 보여준다.

『자연치유력』 티모시 브랜틀리, 전나무숲
자연치유란 무엇인지, 건강한 삶을 위해 무엇을 어떻게 먹어야 하는지, 질병과 중금속 중독의 연관성, 중금속을 비롯한 독소를 해독하는 방법 등을 알 수 있다.

『누우면 죽고 걸으면 산다』 김영길, 사람과사람
운동과 산소 공급의 중요성을 알 수 있다.

『면역혁명』 아보 도오루, 부광
면역력 강화를 통해 질병을 치료하는 원리와 방법을 알 수 있다.

『생활 속 면역 강화법』 아보 도오루, 전나무숲
감기에서부터 암까지 모든 질병과 싸워 이길 수 있는 면역 강화의 원리와 생활을 일러스트를 곁들여 설명하고 있어 누구나 쉽게 이해하고 일상에서 실천할 수 있다.

『삶이 내게 말을 걸어올 때』 파커 J. 파머, 한문화
어려운 상황을 어떻게 내면으로 소화시킬 수 있는지 보여준다.

『암에게 절대 기죽지 마라』 고창순, 동아일보사
잘 알려진 의사가 쓴 암 극복기로서 현대의학을 활용하면서 부가적으로 노력해야 하는 점들을 살펴볼 수 있다.

『울어야 삽니다』 이병욱, 중앙M&B
감정과 치유의 관련성, 특히 울음의 효과를 알 수 있다.

『인생수업』 엘리자베스 퀴블러 로스 외 1인, 이레
죽음에 직면해 삶을 잘 정리하는 지혜를 배울 수 있다.

『폴 투르니에의 치유』 폴 투르니에, CUP
질병과 치유와 관련한 인간의 다면적인 모습을 볼 수 있다.

『항암』 다비드 세르방슈레베르, 문학세계사
전형적인 서양 의사가 암 투병을 하면서 느끼는 생각의 변화를 볼 수 있다.

'암환자의 친구들' 안내

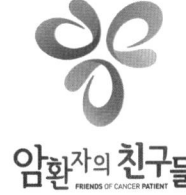

중풍에 걸려 전혀 움직일 수 없는 사람을 치료받게 하기 위해 사람들이 그 중풍병자를 침대째 매고 왔다. 그들은 예수님을 만나려고 했지만 사람들이 너무 많아서 도저히 만날 수 없자, 예수님이 계시는 집의 지붕을 뚫고 중풍병자를 침대째 달아 내려서 치료받게 했던 아름다운 이야기가 성서에 나온다.

암환자들이 암을 극복해가는 과정에도 다양한 장애들이 있다. 의료기술의 문제, 물리적 환경의 문제, 경제적 어려움의 문제, 암 극복 이후에 직면해야 할 현실에 대한 심리적 불안감 등 이런 상황에 놓인 암환자들이 암을 효과적으로 극복해가는 것을 돕기 위해 만든 모임이 '암환자의 친구들'이다.

'암환자의 친구들'은 강원도 고성 아둘람에서 매달 '암 극복 캠프'를 진행하고 있다. 그리고 암환자들이 암을 극복하는 데 필요한 좋은 물품들을 선별해서 저렴하게 구입할 수 있도록 도움을 주고 있다. 또한 암을 근본적으로 극복할 수 있는 생명과 치유의 대안 공동체 '아둘람공동체'를 세워가는 중이다.

더 자세한 사항은 http://cafe.naver.com/cancerfriends를 방문하거나 02-888-1900(팔팔한 천국)으로 문의하십시오.

암, 투병하면 죽고 치병하면 산다

초판 1쇄 발행　| 2012년 4월 17일
초판 10쇄 발행 | 2025년 1월 10일

지은이　　|　신갈렙
펴낸이　　|　강효림

편집　　　|　곽도경·지태진
디자인　　|　채지연

종이　　　|　한서지업㈜
인쇄　　　|　한영문화사

펴낸곳　　|　도서출판 전나무숲 檜林
출판등록|　1994년 7월 15일·제10-1008호
주소　　　|　10544 경기도 고양시 덕양구 으뜸로 130,
　　　　　　위프라임트윈타워 810호
전화　　　|　02-322-7128
팩스　　　|　02-325-0944
홈페이지|　www.firforest.co.kr
이메일　　|　forest@firforest.co.kr

ISBN | 978-89-97484-04-1 (13510)

※ 책값은 뒷표지에 있습니다.
※ 이 책에 실린 글과 사진의 무단 전재와 무단 복제를 금합니다.
※ 잘못된 책은 구입하신 서점에서 바꿔드립니다.

인간의 건강한 삶과 문화를 한권의 책에 담는다

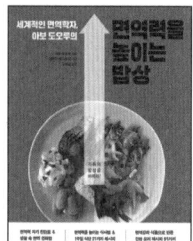

면역력을 높이는 밥상

면역력을 높일 수 있는 생활 속 면역 강화법과 식사법을 소개한 면역 강화 지침서. 각종 질병과 스트레스, 환경오염 속에서 면역력을 높이고 건강을 지키는 방법을 자신의 임상경험을 바탕으로 쉽고 구체적으로 소개한다. 면역력을 높이는 일주일 식단과 일상생활에서 자주 먹는 식품으로 면역력을 높이는 방법을 알려주고 이들 식품을 이용한 레시피도 담았다.

아보 도오루 지음 | 겐미자키 사토미 요리 | 윤혜림 옮김 | 308쪽

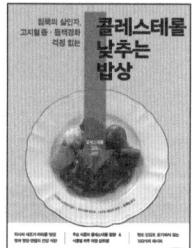

콜레스테롤 낮추는 밥상

의사와 셰프가 만든 맛있는 요리로 시작하는 콜레스테롤 감소 작전. 고지혈증, 동맥경화 등 콜레스테롤 수치가 높은 성인병 환자라도 자신이 먹고 싶은 음식을 마음껏 먹으면서 콜레스테롤 수치를 낮출 수 있는 방법을 제시한 건강 요리서이다. 콜레스테롤에 대한 전반적인 지식은 물론이거니와 고지혈증, 동맥경화에 대한 심도 있는 의학정보도 담겨 있다.

나카야 노리아키 감수 | 이시나베 유타카, 다구치 세이코 요리 | 윤혜림 옮김 | 296쪽

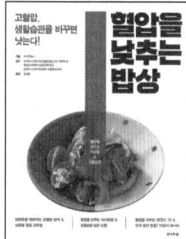

혈압을 낮추는 밥상

고혈압에 대한 매우 종합적이고 구체적인 치료 가이드. 고혈압 환자의 식생활 개선을 위한 고혈압에 좋은 영양소 11가지와 저염식 실천 요령, 고혈압에 좋은 식품 & 요리 레시피, 저염식단 및 저염도시락을 싸는 방법까지 알려주고 있다. 또한 혈압을 효율적으로 조절하는 고혈압 상식과 생활 속 상황별 혈압 관리법과 합병증을 예방하는 생활습관도 함께 소개한다.

주부의벗사 지음 | 아타라시 케이치로, 백태선, 양현숙 감수 | 윤혜림 옮김 | 304쪽

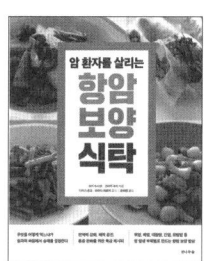

암 환자를 살리는 항암 보양 식탁

항암치료 중인 암환자들의 면역력을 높이고 체력 증진, 통증 완화, 생명의 힘을 얻게 하는 특별한 요리를 2000년 역사의 전통 중의학에 근거해 제안한다. 생명의 기운을 살리는 식양생법을 127가지 요리 레시피에 담았다. 항암치료의 효과를 더욱 높일 수 있도록 엄선된 증상별, 부위별 약선요리도 소개한다.

미이 도시코 · 고타카 슈지 지음 | 다카기 준코 · 하마다 히로미 요리 | 윤혜림 옮김 | 296쪽

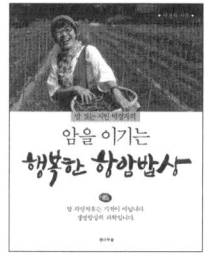

암을 이기는 행복한 항암밥상

하루에 세 번 음식을 씹고, 소화하고, 배설하는 과정에서 생기는 건강한 에너지는 우리 몸에 강한 생명력을 부여하고, 이 생명력이 우리 몸을 살리게 됩니다. 이 책에 실린 모든 음식은 암 치유에 필요한 '생명력'을 살리는 천연의 항암음식입니다. 제철의 햇볕을 받은 식재료는 방사선보다 더 강한 생명의 빛을 품고 있으며, 제철의 온도와 바람으로 키워진 식재료는 항암 약물보다 더 강한 약성으로 우리 몸을 치유합니다.

박경자 지음 | 312쪽

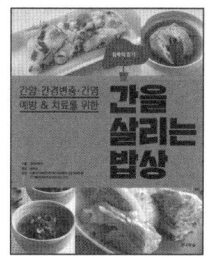

간을 살리는 밥상

간 질환의 증상, 진단, 치료법에 대한 정확하고 체계화된 정보를 제공해 생활 속에서 스스로 간을 보호하기 위해 무엇을 어떻게 해야하는지를 알려준다. 매일 먹는 식사로 '간을 살릴 수 있는 레시피' 107가지를 수록하고 간을 튼튼하게 하는 건강식도 소개한다. 간 기능을 강화하는 경혈 자극법과 운동법, 기타 다양한 생활요법들도 소개되어 있다.

주부의벗사 지음 | 이동수, 김기욱 감수 | 윤혜림 옮김 | 284쪽

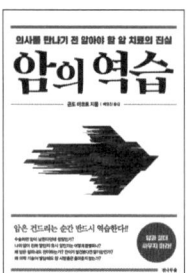

암의 역습

수술하면 암이 날뛴다는데 정말인가? 왜 암은 잘라내도 전이하는가? 전이가 발견됐다면 말기암인가? 왜 의학 기술이 발달해도 암 사망률은 줄어들지 않는가? 암 전문의가 50여 년간 암 환자 4만 명을 진료하며 경험했던 '암 표준치료로 죽어간 사람들'의 사례를 낱낱이 밝힌다. 아무런 준비 없이 암이라는 진단을 받는다면 십중팔구 당신은 '암의 역습'과 맞닥뜨리게 될 것이다.

곤도 마코토 지음 | 배영진 옮김 | 236쪽

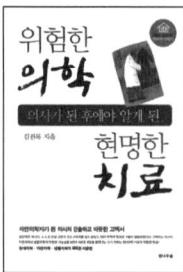

위험한 의학 현명한 치료

의사인 저자는 만성 간염과 건선, 아토피를 달고 살았고, 현대의학의 한계로 수없이 절망해왔다고 고백한다. 자연의학과 생활의학의 무한한 가능성을 보면서 새로운 희망을 품었다는 그가 전하는 현대의학 치료의 위험한 현실을 전하며 현대의학의 과잉 치료에서 벗어나는 현명한 대처법, 생활 속에서 질병을 예방하고 치유하는 생활의학에 대한 실속 가이드북이다.

김진목 지음 | 272쪽

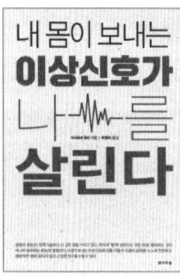

내 몸이 보내는 이상신호가 나를 살린다

병을 두려워하지 마라, 병이야말로 내 몸이 보내는 생존 신호다! '병'에 걸린다는 것은 몸을 해치려는 것이 아니라 살리려는 본능의 발현이다. 내 몸이 이상신호를 보냈을 때 바로 알아차리고, 몸의 자연치유력을 강화하는 방법으로 혈액을 깨끗이 정화하면 그 어떤 병이든 자신이 스스로 예방하고 치유할 수가 있다.

이시하라 유미 지음 | 박현미 옮김 | 260쪽

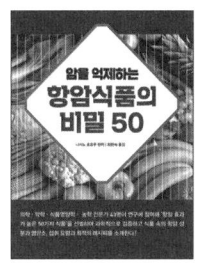

암을 억제하는 항암식품의 비밀 50

암 예방! 평소 즐겨 먹던 식품 속에 답이 있다. 항암효과에 대한 연구 중에서 최신의 연구 성과를 모아 알기 쉽게 정리한 식품사전. 호박, 양파, 감자, 버섯, 된장 등 일상에서 쉽게 접할 수 있는 50가지 식품들이 암으로부터 우리를 지켜줄 것이라는 것이 이 책이 전하는 핵심 메시지. 특히 식품을 생활 속에서 자연스럽게 섭취할 수 있는 요리법도 소개한다.

니시노 호요쿠 편저 | 최현숙 옮김 | 324쪽

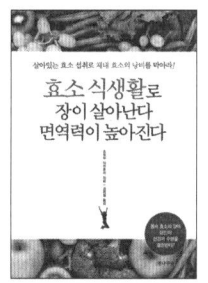

효소 식생활로 장이 살아난다 면역력이 높아진다

'체내 효소(인체에서 생성하는 효소)의 양은 정해져 있기 때문에 효소를 얼마나 보존하느냐가 건강을 좌우한다'고 강조하면서 나쁜 먹을거리와 오염된 환경, 올바르지 않은 식습관 때문에 갈수록 줄어드는 체내 효소를 어떻게 하면 온존하고 보충할 수 있는지를 상세히 알려준다. 그리고 장 건강을 위해 효소 식생활이 얼마나 중요한지 등 장과 면역력에 대한 모든 것을 알기 쉽게 설명한다.

츠루미 다카후미 지음 | 김희철 옮김 | 244쪽

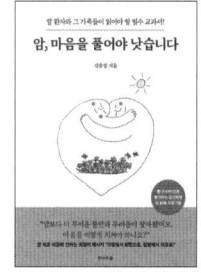

암, 마음을 풀어야 낫습니다

암 발생의 가장 큰 원인 중의 하나는 바로 스트레스다. 따라서 스트레스로 고통받는 마음을 풀어야 꼬인 유전자가 풀리고 서서히 건강한 세포가 살아나기 마련이다. 저자는 암을 치료하는 데 있어서 심리치료와 영성치료의 중요성을 강조하고 전반적인 심신의학의 치료법은 물론이고 명상을 통해 마음을 치료하는 법도 제시하고 있다.

김종성 지음 | 288쪽

전나무숲 건강편지를
매일 아침, e-mail로 만나세요!

전나무숲 건강편지는 매일 아침 유익한 건강 정보를 담아 회원들의 이메일로 배달됩니다. 매일 아침 30초 투자로 하루의 건강 비타민을 톡톡히 챙기세요. 도서출판 전나무숲의 네이버 블로그에는 전나무숲 건강편지 전편이 차곡차곡 정리되어 있어 언제든 필요한 내용을 찾아볼 수 있습니다.

http://blog.naver.com/firforest

'전나무숲 건강편지'를 메일로 받는 방법
forest@firforest.co.kr로 이름과 이메일 주소를 보내주시거나 왼쪽의 **QR코드 링크**로 신청해주세요.
다음 날부터 매일 아침 건강편지가 배달됩니다.

유익한 건강 정보,
이젠 쉽고 재미있게 읽으세요!

도서출판 전나무숲의 티스토리에서는 스토리텔링 방식으로 건강 정보를 제공합니다. 누구나 쉽고 재미있게 읽을 수 있도록 구성해, 읽다 보면 자연스럽게 소중한 건강 정보를 얻을 수 있습니다.

http://firforest.tistory.com

스마트폰으로 전나무숲을 만나는 방법

네이버 블로그   티스토리 블로그